Dhanalakshmi Ravikumar
Mahesh Ramakrishnan
Victor Samuel A.

Compreender o conceito de Desmineralização e Remineralização

Dhanalakshmi Ravikumar
Mahesh Ramakrishnan
Victor Samuel A.

Compreender o conceito de Desmineralização e Remineralização

ScienciaScripts

Imprint

Any brand names and product names mentioned in this book are subject to trademark, brand or patent protection and are trademarks or registered trademarks of their respective holders. The use of brand names, product names, common names, trade names, product descriptions etc. even without a particular marking in this work is in no way to be construed to mean that such names may be regarded as unrestricted in respect of trademark and brand protection legislation and could thus be used by anyone.

Cover image: www.ingimage.com

This book is a translation from the original published under ISBN 978-3-659-53848-3.

Publisher:
Sciencia Scripts
is a trademark of
Dodo Books Indian Ocean Ltd. and OmniScriptum S.R.L publishing group

120 High Road, East Finchley, London, N2 9ED, United Kingdom
Str. Armeneasca 28/1, office 1, Chisinau MD-2012, Republic of Moldova, Europe
Printed at: see last page
ISBN: 978-620-8-27362-0

Perfil dos autores:

A Dra. Dhanalakshmi Ravikumar completou o seu MDS em Odontologia Pediátrica e Preventiva em 2017 e atualmente trabalha como Professora Sénior no Saveetha Dental College and Hospital e prossegue o seu doutoramento no campo da Genética e da cárie dentária. O Dr. Mahesh Ramakrishnan completou o seu MDS em Dentisteria Pediátrica e Preventiva em 2012 e trabalha atualmente como Leitor no Saveetha Dental College and Hospital e prossegue o seu doutoramento em Endodontia Pediátrica. O Dr. Victor SamueL.A completou o seu MDS em Odontopediatria e Odontologia Preventiva em 2011 e trabalha atualmente como Leitor no SRM Dental College and Hospital.

Autores

1. Dr. Dhanalakshmi Ravikumar, Departamento de Medicina Dentária Pediátrica e Preventiva, Faculdade de Medicina Dentária de Saveetha, Chennai.

2. Dr. Mahesh Ramakrishnan, Departamento de Medicina Dentária Pediátrica e Preventiva, Faculdade de Medicina Dentária de Saveetha, Chennai.

3. Dr. Victor Samuel.A, Departamento de Medicina Dentária Pediátrica e Preventiva, SRM Dental College, Kattankulathur, Chennai.

Contribuintes:

1. Dr. Hariharavel V.P, Departamento de Medicina Dentária Pediátrica e Preventiva, SRM Dental College, Kattankulathur, Chennai.

2. Dr. Kavitha.R, Departamento de Medicina Dentária Pediátrica e Preventiva, SRM Dental College, Kattankulathur, Chennai.

3. Dr.ª Sophiya Juliet, Departamento de Medicina Dentária Pediátrica e Preventiva, Faculdade de Medicina Dentária de Saveetha, Chennai.

4. Dr. Chandini Ravikumar, Faculdade de Medicina Dentária de Saveetha, Chennai.

5. Dr.ª Neethu Ann Preethy.P, Departamento de Medicina Dentária Pediátrica e Preventiva, Faculdade de Medicina Dentária de Saveetha, Chennai.

6. Dr.Ahsana.A, Departamento de Medicina Dentária Pediátrica e Preventiva, Faculdade de Medicina Dentária de Saveetha, Chennai.

Conteúdo

Capítulo 1

Lesão da mancha branca

Introdução

As lesões cariosas iniciais, as chamadas lesões de "mancha branca", são consideradas as áreas mais comuns de esmalte desmineralizado, resultado da acumulação prolongada de placa bacteriana. O biofilme formado na superfície do esmalte, que contém hidratos de carbono fermentáveis, resulta na formação de ácido. Esta acumulação prolongada de placa bacteriana leva à perda de determinados minerais na área subsuperficial por baixo de uma superfície de esmalte relativamente intacta. As lesões de manchas brancas desenvolvem-se em qualquer superfície da estrutura dentária, onde se permite que o biofilme microbiano se desenvolva e permaneça durante um período de tempo. Quando a superfície do esmalte é seca ao ar, a caraterística "aparência calcária da lesão de mancha branca" é simplesmente um fenómeno ótico causado pela perda de minerais na subsuperfície e na superfície do esmalte. Esta perda mineral inicial pode ser revertida por agentes de remineralização externos e é, por isso, considerada como um processo reversível. Na fase inicial, ocorre a dissolução da hidroxiapatite (HAP) dos prismas de esmalte, o que é observado clinicamente como uma lesão de mancha branca. Esta lesão inicial de desmineralização do esmalte é caracterizada por duas zonas, nomeadamente

1. A zona translúcida (1% do volume dos poros) ao longo da frente de avanço da lesão

2. O corpo da lesão (>5-25% do volume dos poros) representa a maior parte da lesão e situa-se aproximadamente 15-30 pm abaixo da superfície intacta do esmalte sobrejacente.

Formação de lesões de manchas brancas

A fase inicial na formação da lesão de mancha branca é a dissolução ácida de uma pequena quantidade de mineral dentro do esmalte e teria uma aparência semelhante à zona translúcida. Se este processo de desmineralização continuar sem qualquer tentativa de remineralização, desenvolve-se uma zona de imbibição de água que separa a zona superficial sobrejacente da zona translúcida na frente de avanço. Pensa-se que os 10 a 30 mm exteriores de esmalte permanecem relativamente intactos devido à supersaturação de fluorapatite. Com a desmineralização contínua, sem o benefício da remineralização desta lesão inicial, forma-se uma zona de superfície que se assemelha ao esmalte sadio circundante, no que diz respeito à sua birrefringência negativa (imbibição de água). Com a remoção contínua de mineral do esmalte subjacente, desenvolver-se-á uma lesão de mancha branca clinicamente detetável após um certo grau de desmineralização. A placa sobre as áreas de desmineralização sem cavitação é fortemente colonizada por estreptococos mutans (11 a 18% da contagem total de estreptococos). Geralmente, esta forte colonização ocorre 12 a 18 meses antes do estabelecimento da lesão de mancha branca clinicamente detetável. Com lesões de manchas brancas em processo de remineralização, os estreptococos mutans são reduzidos substancialmente (2 a 5% da contagem total de estreptococos). O transporte de iões de hidrogénio para a superfície do esmalte durante a fase ácida do ambiente oral desempenha um papel inerente na formação da lesão da sub-superfície do esmalte. O gradiente de concentração de hidrogénio é menor no esmalte do que na placa dentária, durante episódios de acidogénese por estreptococos mutans e lactobacilos. Os iões de hidrogénio são transportados para a frente avançada da lesão durante a mudança do pH da placa de 7 para 5,5. Assim que os iões de hidrogénio encontram o mineral dentário suscetível, inicia-se a dissolução do HAP, sendo o mineral dissolvido resultante transportado da frente de avanço para a placa dentária. Curiosamente, a fase fluida na frente de avanço tem uma concentração de cálcio e fosfato muito mais baixa (0,1 mmol/L) do que a da superfície do esmalte (5-8 mmol/L). Isto significa que o cálcio e o fosfato estão a ser transportados contra o seu gradiente de concentração. A desmineralização pode ser acentuadamente diminuída em indivíduos com níveis elevados de cálcio, fosfato e flúor na placa bacteriana. O aumento dos níveis de cálcio e fosfato na placa necessitaria de um pH mais baixo para permitir o seu transporte ativo da frente de avanço da cárie para a placa, de modo a induzir a desmineralização.

Manifestação clínica da lesão da mancha branca:

1. A lesão subsuperficial do esmalte (lesão da mancha branca) dá um aspeto branco calcário ao dente

clinicamente.

2. Algumas lesões de manchas brancas são apenas ligeiramente mais brancas do que a cor natural do dente, sendo necessária uma secagem ao ar para as detetar.

3. O branco intenso pode ser visto facilmente mesmo num dente molhado.

4. As lesões de manchas brancas tornam-se claramente visíveis após a secagem ao ar, devido à alteração do índice de refração de 1,33 para 1,0. O índice de refração do esmalte sadio é de 1,62. Esta diferença aumentada no índice de refração entre o esmalte e a lesão de mancha branca torna mais fácil a deteção da lesão.

Critérios de pontuação para lesões de manchas brancas clinicamente detectáveis [Desenvolvido por Gorelick et al]

Pontuação	Caraterísticas clínicas
Pontuação 1	Sem lesões clínicas de manchas brancas
Pontuação 2	Pequenas lesões de manchas brancas
Pontuação 3	Lesões graves de manchas brancas
Pontuação 4	Lesões de manchas brancas com cavitação.

Capítulo 2

Conceito de progressão da cárie

Visão geral da progressão da cárie

O tecido duro dentário é constituído principalmente por esmalte altamente mineralizado, dentina e cemento, que compreende uma maior proporção de matriz orgânica. A fase mineral dos tecidos duros dentários não é hidroxiapatite pura (HAP = Ca10 (PO4)6 OH2), mas sim um biomaterial deficiente em cálcio no qual estão incorporados numerosos outros iões. O estabelecimento de iões de hidrogénio-fosfato, carbonato e magnésio na estrutura da HAP leva a uma apatite menos estável e mais solúvel. A maior proporção de carbonato na dentina (5,5%) do que no esmalte (3%) torna os cristais de dentina extremamente susceptíveis ao ataque ácido.

A cárie dentária é conhecida como um processo patológico de destruição localizada do tecido dentário por microrganismos. A bactéria cariogénica metaboliza os hidratos de carbono fermentáveis e resulta na produção de ácidos orgânicos como subproduto. Este processo leva à difusão do ácido no esmalte e na dentina, dissolvendo o mineral do dente. O conceito de progressão da cárie é um processo contínuo com vários ciclos de desmineralização e remineralização. Nem toda a perda mineral da estrutura do dente leva à formação de cárie dentária. Os cristais na superfície do dente passam invariavelmente por períodos naturais de perda mineral (desmineralização) e ganho mineral (remineralização), particularmente em superfícies que são cobertas por placa bacteriana e biofilme. Através dos eventos dos ciclos de desmineralização e remineralização, o dente perde e ganha alternadamente iões de cálcio e fosfato, dependendo do microambiente. A desmineralização começa a nível atómico na superfície cristalina no interior do esmalte ou da dentina e pode continuar até ao fim da formação da cavidade dentária. Existem muitas possibilidades de intervir neste processo contínuo para parar ou reverter a progressão da lesão. A cárie dentária começa a avançar quando a perda de minerais na superfície do dente ultrapassa as trocas minerais que ocorrem regularmente entre os cristais na superfície do dente e o ambiente circundante. Estas fases iniciais de ocorrência da cárie dentária não se tornam clinicamente evidentes até se tornarem clinicamente visíveis ou detectáveis por radiografias. Se as condições se revelarem favoráveis à progressão da lesão durante um período de tempo prolongado, estas lesões incipientes não cavitadas podem levar à formação de uma cavidade dentária. À medida que a lesão cavitada continua a progredir, o dente pode perder a sua vitalidade com um risco concomitante de desenvolver uma infeção e, subsequentemente, invadir os tecidos periapicais.

Formação de cáries de esmalte

Quando o processo de erupção dentária começa na cavidade oral, a superfície do esmalte é imediatamente revestida por uma película de proteína salivar, seguida pela acumulação de placa bacteriana. A base para a formação da placa dentária começa com a acumulação de uma película orgânica acelular na superfície exposta do dente. Esta película orgânica acelular é derivada da adsorção de proteínas mucinosas da saliva. Esta camada de película é rígida e insolúvel aos fluidos orais. A espessura desta camada tenaz varia entre 0,1 e 1,0 micrómetros. A formação da película começa rapidamente com a exposição de uma superfície dentária limpa à saliva. Uma vez formada a película, abre-se caminho para o desenvolvimento subsequente da placa dentária e as bactérias ficam firmemente ligadas à película por forças electrostáticas, iónicas hidrofóbicas e de van der Wahl. A co-agregação ou co-adesão ocorre entre vários microrganismos. A suscetibilidade do esmalte à cárie é profundamente elevada durante a fase de erupção. A superfície do esmalte sofre uma maturação através da troca de componentes minerais mais solúveis por minerais menos solúveis. Em condições cariogénicas, o aumento natural da resistência da superfície do dente não é suficiente para impedir a formação de uma lesão cariosa. Quando a quantidade de minerais perdidos durante essas trocas é maior do que a quantidade de minerais ganhos durante um período de tempo significativo, desenvolve-se uma lesão cariosa na superfície do esmalte. A rugosidade e a porosidade da superfície do dente aumentam, apresentando um aspeto erodido em grande ampliação, o que tem sido designado por lesão de mancha branca. A lesão de mancha branca do esmalte é uma lesão subsuperficial inicial devido ao aumento da porosidade e rugosidade da superfície do dente. Difere do padrão clássico de erosão do dente, que persiste devido à desmineralização do esmalte camada a camada.

A pós-maturação do esmalte é um fenómeno importante que torna o esmalte resistente à desmineralização. Os cristais na superfície do esmalte tornam-se mais resistentes à desmineralização através do processo de maturação pós-eruptiva e deixam os cristais subsuperficiais mais resistentes à difusão de iões de hidrogénio do fluido da placa bacteriana. Além disso, a superfície é coberta pela película salivar, que prepara a camada superficial para melhores condições de saturação. Estas condições aumentam os níveis de saturação de cálcio, fosfato e flúor à superfície, aumentando assim a probabilidade de remineralização e reduzindo a de desmineralização. Além disso, o flúor tem um impacto muito maior na camada superficial, formando muitas áreas cristalinas de hidroxiapatita fluoretada menos solúvel, que são mais resistentes ao ácido e requerem níveis de saturação mais baixos antes de começarem a dissolver-se. Estas condições permitem que a lesão cariosa (desmineralização secundária à penetração de ácido) se desenvolva bem na dentina sem quebrar a superfície.

Formação de cáries dentárias

A partir da lesão incipiente do esmalte, a lesão progride para a superfície dentinária e a desmineralização começa nos cristais dentinários. Os cristais dentinários são mais pequenos do que os cristais do esmalte e a desmineralização começa devido à difusão de ácidos. O primeiro sinal de reação dentinária à cárie dentária é a formação de esclerose tubular dentinária, que pode ser identificada com baixa ampliação microscópica. À medida que a lesão continua a progredir, este processo continua e a dentina peri-tubular mais mineralizada começa a desmineralizar, alargando a abertura dos túbulos dentinários e aumentando a taxa de difusão.

Em seguida, a cárie dentinária se espalha lateralmente após atingir a JDE. No entanto, acredita-se que as lesões seguem a direção axial da lesão do esmalte, e seguem uma direção lateral somente após a cavitação. As lesões podem avançar para níveis significativos de desmineralização na dentina mesmo sem cavitação da superfície.

A seguir, a cavitação pode começar devido a tensões mastigatórias ou outras tensões intra-orais. Ao criar um caminho aberto pela cavitação, as bactérias são capazes de invadir profundamente os lúmens dentinários, aumentando a velocidade de progressão e a probabilidade de lesão da polpa. Após uma invasão bacteriana significativa, pode observar-se uma destruição orgânica devido à ação proteolítica das enzimas bacterianas, principalmente na matriz de colagénio, resultando num aumento do tamanho da cavidade e numa maior invasão do biofilme.

Capítulo 3

Conceito de desmineralização

O fenómeno da desmineralização e remineralização constitui o conceito mais crucial no equilíbrio da cárie. A formação precoce de cáries depende mais do rácio entre a desmineralização e a remineralização. A presença de saliva desempenha um papel importante no desenvolvimento da cárie dentária, facilitando o transporte de iões, bactérias orais e hidratos de carbono fermentáveis para as superfícies expostas dos dentes.

Quando consideramos a estrutura do dente, o esmalte e a dentina são compostos naturais de componentes orgânicos e inorgânicos. O osso, o cemento e a dentina são tecidos conjuntivos especializados, enquanto o esmalte tem uma origem ectodérmica. O esmalte tem pouco ou nenhum colagénio, e a sua matriz orgânica é constituída por proteínas não colagénicas, que são compostas por 90% de amelogenina. A desmineralização é o processo de remoção de iões minerais dos cristais de HA dos tecidos duros. A reposição destes iões minerais nos cristais de HA é chamada remineralização.

No conceito de formação de cáries, este processo ocorre na superfície do dente e um número substancial de minerais é perdido dos cristais de hidróxido de cálcio sem destruir a integridade da estrutura. Quando há falta de integridade, o resultado é a formação de cáries. A desmineralização é um processo reversível, quando existe um ambiente favorável os cristais parcialmente desmineralizados podem crescer até ao seu tamanho original.

A dissolução química do conteúdo orgânico e inorgânico, designada por desmineralização dos dentes, é causada por um ataque ácido através de dois meios principais: o ácido dietético consumido e, em segundo lugar, o ataque microbiano das bactérias presentes na boca. [Figura 1]

Em condições fisiológicas normais, os fluidos orais contêm concentrações supersaturadas de cálcio (Ca) e fosfato (Pi) em relação à composição mineral do esmalte e, como resultado, estes iões são continuamente depositados na superfície do esmalte ou são redepositados em áreas do esmalte onde foram perdidos. Isto pode ser considerado um fenómeno de defesa natural promovido pela saliva para preservar a estrutura mineral do esmalte na boca. A remineralização seria melhor definida como a redeposição de minerais perdidos pelo esmalte, e este termo tem sido utilizado como sinónimo de reparação ou endurecimento do esmalte.

Este processo físico-químico ocorre quando as bactérias orais formam uma camada de biofilme na superfície do dente e quando há hidratos de carbono fermentáveis, principalmente sacarose. Quando há produção de ácido pelas bactérias a partir dos hidratos de carbono, resulta na sub-saturação dos minerais do esmalte no biofilme, resultando em desmineralização. No entanto, como as bactérias do biofilme continuam a produzir ácido com o consumo de açúcar, o pH da placa bacteriana desce para 4,5-5,5. Este pH crítico resulta na dissolução dos minerais do esmalte no biofilme. Quando o fornecimento de hidratos de carbono é reduzido, o pH aumenta e as condições de super-saturação são restabelecidas. Certos minerais que se perdem podem ser recuperados pelo esmalte. A quantidade de minerais perdidos é maior do que a quantidade de minerais ganhos e o resultado líquido é uma pequena perda de minerais no esmalte.

Figura 1: Conceito de desmineralização

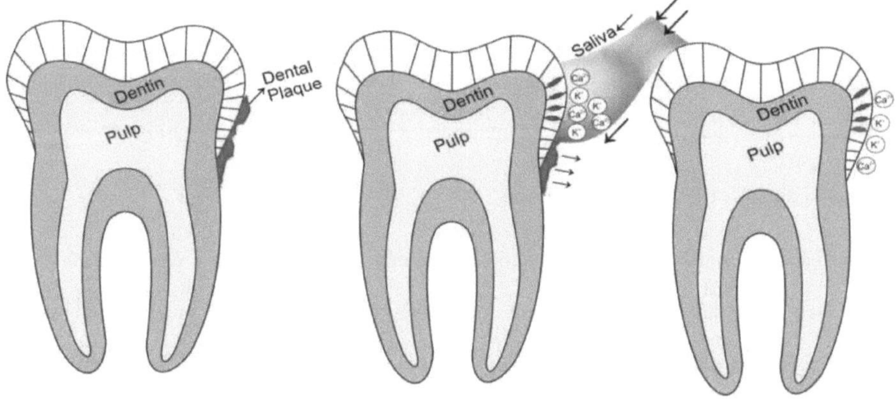

Capítulo 4

Conceito de Remineralização

A compreensão do conceito de remineralização é imperativa para o desenvolvimento de tratamentos para doenças relacionadas com a mineralização e também para a inovação de agentes remineralizadores. Ao longo da vida, os dentes são simultaneamente expostos a um ambiente ácido e à flora microbiana, sofrendo assim uma série de processos de desmineralização e remineralização. A desmineralização é o processo de remoção de iões minerais dos cristais de HA dos tecidos duros, por exemplo, esmalte, dentina, cemento e osso. A reposição destes iões minerais nos cristais de HA é chamada remineralização. A partir de então, os dentes desenvolveram uma elevada resistência a estes ataques ácidos através do processo de desmineralização. Durante o curso da desmineralização, um número maior de iões minerais pode ser perdido do AH sem destruir a sua integridade. A remineralização refere-se a um ganho líquido de minerais após o período de perda de minerais e à restauração da integridade da estrutura do AH através da deposição de cálcio e fosfato. Uma vez que a desmineralização é um processo reversível, os cristais de AH parcialmente desmineralizados nos dentes podem voltar ao seu tamanho original se forem expostos a ambientes orais que favoreçam a remineralização.

Assim, aprender a importância da integridade dos dentes, o processo de desmineralização e remineralização dá uma breve ideia para compreender as actuais estratégias e cenários de tratamento.

Harmonia dinâmica da estrutura dentária

A saliva banha continuamente a superfície do dente e estas superfícies passam constantemente por um processo típico de perda e ganho de minerais. Nem toda a perda mineral da estrutura do dente leva à formação de cárie dentária. Esta perda mineral (desmineralização) e ganho mineral líquido (remineralização) ocorre nos locais dos cristais, especialmente em superfícies cobertas por biofilme. [A saliva desempenha um papel essencial na diluição, neutralização e tamponamento dos ácidos orgânicos que são formados pelos microrganismos do biofilme. A partir daí, a saliva reduz a taxa de desmineralização e aumenta a taxa de remineralização, fornecendo cálcio, fosfato e flúor na fase fluida do biofilme que está em estreita associação com a superfície do dente. Com a erupção de um dente na cavidade oral, a superfície do esmalte é imediatamente revestida por uma película de proteína salivar e a placa bacteriana começa a acumular-se rapidamente. A película adquirida é uma película orgânica acelular, livre de bactérias, que se acumula na superfície do dente entre o esmalte e o biofilme dentário. Esta película é formada por glicoproteínas salivares e proteínas de diferentes fontes, incluindo saliva, componentes ou produtos bacterianos, fluido crevicular gengival, sangue, alimentos e fluido do esmalte. Durante a fase pós-eruptiva, os dentes são colonizados por bactérias e, em coalescência com a saliva, modificam a superfície dentária através de um processo contínuo de desmineralização e remineralização, tornando-os mais resistentes à cárie dentária. Este processo é designado por maturação pós-eruptiva do esmalte. Durante episódios de desafio acidogénico, a superfície do esmalte sofre uma maturação através da troca de componentes minerais mais solúveis, como por exemplo, o HAP mais solúvel rico em carbonato é substituído por HAP mais resistente aos ácidos ou FHAP. A superfície do esmalte na altura da erupção tem grandes quantidades de carbonato, água e magnésio, e é altamente porosa. Depois de uma série de eventos de processos de desmineralização e remineralização, a composição química e a estrutura do esmalte tornam-se mais amorfas; menos porosas; contêm menos água, carbonatos e magnésio; e têm quantidades crescentes de flúor e material orgânico. Estas substituições na superfície cristalina levam à formação de uma nova superfície dentária, mais madura, que é menos solúvel e mais resistente aos desafios da cárie.

Figura 2: Conceito de Desmineralização e Remineralização

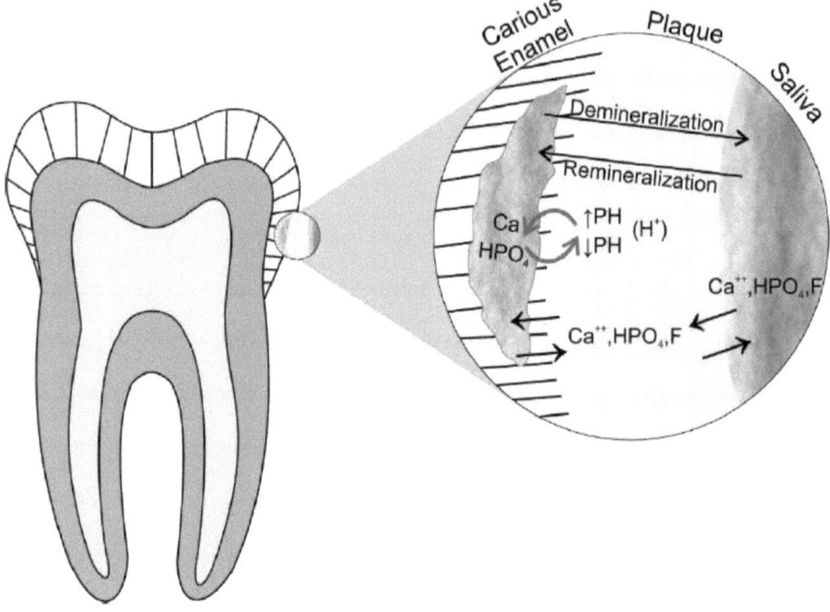

Conceito de sub-saturação e sobre-saturação de cristais minerais

O processo de remineralização reduz a permeabilidade do esmalte aos desafios ácidos e, consequentemente, cria uma superfície de esmalte muito menos porosa com maiores quantidades de cálcio, fosfato e flúor. Os cristais de esmalte com biofilme não perturbado são susceptíveis de continuar num ambiente de sub-saturação ou de sobre-saturação. A sub-saturação é uma condição de perda de iões fosfato e hidroxilo devido ao desafio ácido criado pelos hidratos de carbono e pelas bactérias. A sobre-saturação ou super-saturação é uma condição em que o pH da saliva regressa ao estado normal e os minerais podem remineralizar-se. Se isto se prolongar por muito tempo, a super saturação pode levar à formação de cálculo dentário. Embora o pH seja o fator determinante mais forte para o nível de saturação que conduz à desmineralização ou remineralização em condições clínicas, não é o único fator determinante, uma vez que a saturação é igualmente afetada por outros factores, tais como a concentração de iões de cálcio e fosfato e a força iónica total do fluido da placa bacteriana.

Concluiu-se que a integridade e a maturação do esmalte contra ataques ácidos dependem de um processo chamado remineralização. A remineralização é um evento importante para resistir ao esmalte de ambientes ácidos e é modificada em esmalte resistente a ácidos pela incorporação de fluoreto solúvel da placa bacteriana na hidroxiapatita dentária.

Capítulo 5

Diagnóstico da lesão da mancha branca

Nas últimas duas décadas, houve uma mudança drástica na prevalência e no padrão da cárie dentária, com uma diminuição da cárie em superfícies lisas e com mais lesões sendo detectadas nas superfícies oclusais do dente. Assim, é importante identificar precocemente e instituir medidas preventivas para o controlo da cárie dentária. As lesões de manchas brancas podem ocorrer em qualquer superfície dentária da cavidade oral onde o biofilme microbiano se desenvolva e permaneça por um período de tempo. As lesões de manchas brancas são áreas de esmalte desmineralizado que se desenvolvem frequentemente devido à acumulação prolongada de placa bacteriana na superfície do dente. O maior impacto no desenvolvimento são os factores modificadores do doente, incluindo a história médica, a história dentária, a história da medicação, a dieta, os níveis de cálcio, fosfato e bicarbonato na saliva, os níveis de flúor e a suscetibilidade genética

Ocorre um processo dinâmico e contínuo de desmineralização e remineralização do esmalte que pode progredir da desmineralização inicial para lesões não cavitadas e, finalmente, para lesões cavitadas. Antes que a camada superficial hipermineralizada do esmalte seja perdida ou cavitada, o processo de desmineralização pode abranger toda a espessura do esmalte, incluindo a camada externa da dentina. O aspeto calcário da lesão de mancha branca é simplesmente um fenómeno ótico causado pela perda de minerais na subsuperfície e na superfície do esmalte.

Os métodos tradicionais de deteção de lesões precoces incluem a inspeção visual e a radiografia. Na observação visual, a luz reflectida é utilizada para detetar alterações na cor, textura e translucidez da substância dentária. No entanto, estes métodos tradicionais de diagnóstico de cáries precoces têm-se revelado imprecisos e pouco sensíveis. Infelizmente, as radiografias têm o risco adicional de exposição do paciente a radiações ionizantes. Uma vez que a lesão de cárie atual progride lentamente, é aconselhável dispor de um método que não detecte algumas das lesões superficiais, mas que tenha um elevado valor preditivo positivo para as lesões mais profundas. É difícil diagnosticar cáries oclusais em dentes sem uma quebra macroscópica da superfície externa do esmalte. As lesões de cárie interproximais do esmalte são mal detectadas por radiografia, uma vez que é necessário que ocorra uma desmineralização superior a 40% para que a deteção radiográfica seja possível, embora as lesões dentinárias nas superfícies oclusais possam ser detectadas com alguma precisão. Num estudo realizado por Yassin sobre os danos mecânicos in vitro de lesões cariosas precoces (lesão de esmalte) em sulcos artificiais em forma de U causados por um explorador dentário afiado, verificou-se que, quando foi utilizada uma força de 500 g, não houve danos nos sulcos de esmalte sãos. No entanto, a sondagem por um explorador dentário afiado em sulcos de esmalte desmineralizado resultou na cavitação da lesão de mancha branca com uma SL aparentemente sã. O dentista deve, portanto, ser cauteloso ao usar um explorador dentário afiado para examinar lesões cariosas precoces em fossas e fissuras. Os métodos mais recentes disponíveis para a deteção de cáries incluem a auto-fluorescência (como a fluorescência quantitativa induzida por luz [QLF]) dos dentes, a resistência eléctrica (como a ECM) e técnicas de imagiologia como a radiografia convencional e digital bitewing. A QLF, que mede a autofluorescência do esmalte, pode detetar diferenças na remineralização de cáries precoces do esmalte. Uma nova ferramenta de diagnóstico por fibra ótica que permite aos dentistas identificar lesões precoces de cárie com maior sensibilidade e especificidade é o sistema de imagem confocal baseado em fibra ótica que pode registar perfis axiais através de lesões de cárie utilizando fibras ópticas de modo único. Uma nova tecnologia que envolve a imagiologia por tomografia de coerência ótica (OCT) do dente, que mostra uma maior intensidade de retrodifusão da luz nos locais de lesões de cárie do que no esmalte sadio, pode ser utilizada para rastrear locais de cárie e determinar a profundidade da lesão, em combinação com a espetroscopia Raman para confirmação bioquímica da cárie. O sistema de tomografia de coerência ótica sensível à polarização (PSOCT) também tem sido utilizado para estudar a dispersão espacialmente resolvida e os fenómenos de polarização dos dentes, que se sabe terem um forte efeito de polarização. A PSOCT é outra ferramenta que tem sido utilizada para a avaliação in vitro de cáries dentárias remineralizadas

lesões. A Digital Imaging Fiber-Optic Transillumination (DIFOTI) utiliza imagens dos dentes obtidas com uma câmara digital CCD, que são enviadas para um computador para análise com algoritmos dedicados à localização e diagnóstico de lesões cariosas pelo operador em tempo real, fornecendo assim uma caraterização quantitativa para monitorização de cáries aproximais, oclusais e de superfície lisa. A radiometria fototérmica no domínio da frequência (FD-PTR ou PTR) e a luminescência modulada também têm sido utilizadas para a deteção precoce de lesões desmineralizadas interproximais. No entanto, a PTR fornece um diagnóstico mais preciso do que a luminescência modulada. O dispositivo de fluorescência laser DIAGNOdent tem sido utilizado para detetar cáries oclusais e tem mais sensibilidade e especificidade do que o exame radiográfico. Num estudo sobre a Digital Imaging Fiber-Optic Trans-Illumination (DIFOTI), a película radiográfica de velocidade F e a profundidade das lesões aproximadas, observou-se que a profundidade da lesão histológica determinada pela película radiográfica de velocidade F era idêntica à avaliada pela microscopia de luz polarizada, enquanto a DIFOTI não media a profundidade. No entanto, a DIFOTI podia detetar alterações na superfície associadas à desmineralização precoce logo a partir das 2 semanas. Os investigadores deste estudo sugeriram que as estratégias de tratamento cirúrgico ou químico devem ter em conta a cavitação em vez da profundidade da lesão histológica. Os dados que avaliam a precisão da deteção da desmineralização do esmalte utilizando radiografias convencionais, digitais e digitalizadas, e a avaliação de radiografias e imagens de subtração com contraste logarítmico mostram que o sistema Den-Optix® representa os avanços no desenvolvimento de placas de fósforo fotoestimuláveis e é uma alternativa plausível às radiografias convencionais. Observou-se que as radiografias tiradas com a película InSight® eram baratas e precisas e que a subtração digital melhorava a deteção de lesões de cárie do esmalte aproximado[8]. De acordo com Gimenez et al. os métodos baseados na fluorescência tinham uma precisão semelhante na deteção de lesões de cárie oclusais e aproximadas, tanto em dentes decíduos como permanentes, e tinham um melhor desempenho na deteção de lesões de cárie mais avançadas. Gomez et al. concluíram que a condutância eléctrica (CE) e a QLF pareciam ser promissoras para a deteção de lesões precoces. Os métodos visuais continuaram a ser o objetivo padrão para a avaliação clínica na prática dentária, tendo em conta considerações de custo e praticabilidade. Twetman et al. referiram no seu estudo que os métodos eléctricos e a fluorescência a laser poderiam ser adjuvantes úteis dos exames visual-tátil e radiográfico, especialmente nas superfícies oclusais dos molares permanentes e primários.

Em conclusão, os métodos adicionais de deteção de cáries devem ser utilizados como um complemento à tomada de decisões clínicas e para o diagnóstico de cáries e planeamento do tratamento em conjunto com a avaliação do risco de cárie.

Capítulo 6

Agentes Remineralizadores

Necessidade ideal de agentes remineralizadores

1. Deve funcionar com o pH ácido da cavidade oral.

2. Deve ser capaz de se difundir na superfície do dente.

3. Deve fornecer fluoreto, cálcio e fosfato numa proporção adequada.

4. Não deve favorecer a formação de cálculos.

5. Não deve albergar microrganismos.

6. Deve ser capaz de saturar a saliva com flúor, cálcio e fosfato.

7. Deve estar facilmente disponível em torno da estrutura dentária.

8. Deve ser capaz de penetrar na placa.

9. Não deve causar qualquer perturbação gastrointestinal em caso de ingestão acidental.

10. Deve funcionar em doentes com baixo fluxo salivar ou em doentes xerostómicos

Fluoretos

O primeiro componente químico que fez um grande avanço no domínio da medicina dentária preventiva foi o flúor. É mais frequentemente utilizado como agente remineralizante. O flúor tem um aspeto benéfico multifatorial para além da remineralização. Interfere na formação da placa bacteriana, aumenta a maturação pós-eruptiva e altera a morfologia dentária.

Mecanismo de ação dos fluoretos no cristal de esmalte desmineralizado

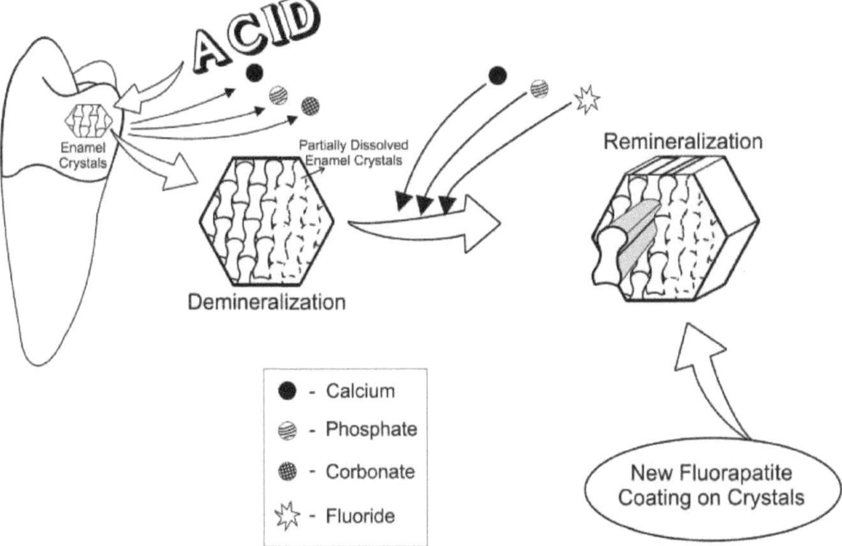

Dentífricos com flúor

A utilização de pasta dentífrica com flúor provou reduzir a incidência de cáries em numerosos estudos clínicos. Durante um período típico de escovagem de um minuto, o flúor penetra rapidamente no dente e é absorvido pelo esmalte sob a forma de fluorapatite, fluoreto de cálcio ou mesmo flúor livre. O enxaguamento da boca após a escovagem reduz rapidamente a concentração salivar de flúor para 1 ppm ou menos em 15 minutos. No entanto, o esmalte dentário tratado e talvez a mucosa oral actuam como um reservatório de flúor e subsequentemente libertam-no para a cavidade oral.

A FDA aprova três fontes de fluoreto como seguras e eficazes para utilização em dentífricos. São elas o Fluoreto de Sódio, o Monofluorofosfato de Sódio e o Fluoreto Estanoso. O fluoreto de sódio fornece diretamente fluoreto livre. Geralmente, não se encontra em formulações de pastas dentífricas que contenham abrasivos à base de cálcio devido ao seu potencial para se ligar irreversivelmente ao abrasivo e formar fluoreto de cálcio insolúvel durante o armazenamento.

O Monofluorofosfato de Sódio é o fluoreto de eleição quando são utilizados abrasivos que contêm cálcio. Os iões de monofluorofosfato libertam fluoreto livre quando se hidrolisam por exposição às enzimas fosfatases naturalmente presentes na boca.

O fluoreto estanoso fornece fluoreto e iões estanoso que actuam como um agente antimicrobiano. Também pode produzir precipitados de fluoreto de fosfato estanoso que abrandam o processo de cárie, mas têm como efeito secundário a coloração.

Bochechos com flúor

Aumentam a concentração de flúor na saliva durante várias horas após a utilização. Embora as concentrações residuais de flúor na placa bacteriana e na saliva sejam pequenas, as modestas elevações na concentração de flúor podem ser suficientes para aumentar a taxa de remineralização e ajudar a inibir o desenvolvimento de cáries. A utilização de bochechos com fluoreto de sódio a 0,05% demonstrou ser melhor do que a escovagem com pasta dentífrica convencional com flúor.

Materiais dentários que libertam flúor

O GIC modificado por resina, o GIC convencional e os compósitos com libertação de flúor foram postulados para proteger contra cáries secundárias no esmalte e na dentina. Têm um efeito sinérgico com enxaguamentos com flúor ou dentífricos na inibição da desmineralização.

Selantes de fossas e fissuras
São eficazes na prevenção de cáries de fossas e fissuras. Os selantes atualmente disponíveis são de segunda e terceira geração, que são polimerizados com catalisador químico ou requerem luz visível para iniciar uma reação auto-catalítica. Foi sugerido que o flúor libertado pelos selantes pode ter o seu grande efeito na base do sulco selado, ajudando a remineralização da lesão incipiente do esmalte.

Fosfato de cálcio amorfo Tecnologia ACP [Enamelon, Enamel Care]

Pensa-se que o fosfato de cálcio amorfo foi descrito pela primeira vez por Aaron S. Posner em meados da década de 1960. Foi obtido como um precipitado amorfo através da mistura acidental de uma concentração elevada (30 mM) de cloreto de cálcio e fosfato ácido de sódio (20 mM) num tampão. A mistura formou um precipitado que era fosfato de cálcio não cristalino, ou amorfo, com um rácio cálcio/fosfato (Ca/P) de 1,50. Após algumas horas, este precipitado converte-se em apatite pouco cristalina ao envelhecer e este sólido converte-se em apatite cristalina (Ca/P = 1,67) por mecanismo autocatalítico. O fosfato de cálcio amorfo (ACP) tem sido apontado como tendo uma qualidade de osteocondutividade superior à da hidroxiapatite (HAP), uma biodegradabilidade superior à do fosfato tricálcico, uma bioatividade melhorada mas sem citotoxicidade. O ACP foi descrito pela primeira vez por Aaron S. Posner em meados da década de 1960.

O ACP pode ser fornecido em 2 classes de sistemas - sistema monofásico e sistema bifásico.

Sistema monofásico

Estes produtos são preparados sem água para evitar que o ACP reaja prematuramente.

Sistema de duas fases

Este sistema consiste em embalagens separadas de cálcio e fosfato e de fluoreto (se presente) para evitar uma reação prévia. Esta separação impede que os elementos reactivos formem cálcio e fosfato até que o produto seja utilizado. Dentrifício com sistema de duas fases, consiste em cálcio, fosfato e fluoreto separados e são dispersos e misturados antes da escovagem.

Estrutura

As partículas sintéticas de ACP parecem esferas de 300 - 1000 A no microscópio eletrónico, que consistem num conjunto aleatório de aglomerados de iões com 9,5 A de diâmetro, dimensões consistentes com a composição química de $Ca_9(PO_4)_6$ e o componente de água presente em cerca de 15-20% no ACP sintético demonstrou estar principalmente nos interstícios entre, e não dentro dos aglomerados individuais de $Ca_9(PO_4)_6$. As partículas agregadas de ACP dissolvem-se facilmente e cristalizam para formar apatite, uma fase termodinamicamente estável. A distribuição radicalar típica das estruturas não cristalinas dos aglomerados de ACP, calculada a partir dos padrões de difração de raios X, é constituída por apenas dois picos amplos e difusos que mostram a rápida diminuição da periodicidade atómica. Mais importante ainda, foi demonstrado que o ACP é constituído por partículas nanométricas. O tamanho das partículas primárias de ACP é de cerca de 40100nm. A morfologia dos sólidos ACP parece ser uma forma curvilínea quando observada pelo microscópio eletrónico de transmissão (TEM), em vez da forma facetada e angular dos fosfatos de cálcio cristalinos. No entanto, este aspeto curvilíneo só foi claramente estabelecido com ACP secos. Os floculados iniciais recolhidos imediatamente após a precipitação de ACP altamente hidratado têm um aspeto em forma de disco com pouco contraste. As partículas esféricas de alto contraste começam a aparecer à medida que as suspensões de ACP envelhecem, e tornam-se a forma dominante com o tempo. A estrutura desordenada torna o ACP altamente reativo com o fluido corporal, resultando numa rápida reprecipitação da apatite. Por conseguinte, foi demonstrado que o ACP tem uma melhor osteocondutividade in vivo do que a hidroxiapatite e uma melhor biodegradabilidade do que o fosfato tricálcico. Embora o mecanismo exato de estabilização do ACP não seja conhecido, a presença de Mg2+, F-, carbonato, pirofosfato, difosfonatos ou metabolitos polifosforilados ou nucleótidos, em quantidade suficiente, impedirá a transformação do ACP sintético em hidroxiapatite. Foi proposta a participação de uma variedade de proteínas e iões na bio mineralização do ACP em hidroxiapatite. A proteína da matriz dentinária1 (DMP1) é uma dessas proteínas de bio mineralização. No relatório de He, foi demonstrado que dois motivos peptídicos identificados na DMP1 [motivo-A (ESQES) e motivo-B (QESQSEQDS)] melhoraram a formação de HAP in vitro quando imobilizados num substrato de vidro. Foi demonstrado noutro estudo que a proteína artificial sintetizada composta por estes motivos peptídicos da DMP1 facilitou a reorganização da estrutura interna das partículas amorfas em estados cristalinos ordenados, ou seja, a transformação direta de ACP em HAP, actuando assim como um núcleo para a precipitação de fosfato de cálcio cristalino.

Mecanismo de ação

Para hipersensibilidade dentinária

Gel de tratamento preventivo ACP (iões de cálcio e fosfato e fluoreto estanoso)

↓

Aplicado nos túbulos expostos

A combinação de iões estanoso (estanho) com fluoreto, cálcio e sais de fosfato cria uma barreira física e oblitera os túbulos dentinários abertos. Esta formulação provou ser eficaz para a hipersensibilidade dentinária.

Para Remineralização do Esmalte

Pasta de dentes NaF melhorada com tecnologia ACP

Produzem uma redução significativa da solubilidade do esmalte

Aumento da absorção de fluoreto

↓

Reforço do esmalte dos dentes.

Aplicação clínica

1. A tecnologia de fosfato de cálcio amorfo (ACP) com um novo gel de fluoreto estanoso previne as cáries, a gengivite e a sensibilidade dentária

2. Fosfato de cálcio amorfo para prevenção de cáries radiculares em pacientes de alto risco de radiação na cabeça e pescoço.

Produtos ACP disponíveis no mercado

- Enamelon

- Cuidados com o esmalte

- Verniz Enamel Pro (5% NaF)

Ensaios clínicos ou estudos relacionados com a tecnologia ACP

1. Schemehorn BR (1999) e Muñoz CA (1999) - A pasta de dentes com NaF melhorada com a tecnologia ACP produziu uma redução significativa da solubilidade do esmalte, um aumento da absorção de flúor e um reforço do esmalte dentário.

2. Um estudo clínico efectuado por Papas A (2008) afirmou que um dentífrico remineralizante (dentífrico de NaF com ACP) era significativamente superior ao dentífrico com flúor convencional na prevenção de cáries radiculares em pacientes de alto risco de radiação na cabeça e pescoço.

Fosfopeptídeo de caseína - Fosfato de cálcio amorfo (CPP-ACP)

Com o excesso de agentes com potencial anti-cárie, um dos agentes recentes que demonstraram uma proteção eficaz contra a cárie, promovendo a remineralização da lesão e inibindo a desmineralização do esmalte, é o Fosfopéptido de Caseína - Fosfato de Cálcio Amorfo [CPP-AC]. Esta nova tecnologia foi introduzida por E.C. Reynolds, da Austrália, no campo da medicina dentária com o objetivo de remineralização como adjuvante da terapia com flúor. Esta tecnologia demonstrou inibir a desmineralização do esmalte e da dentina para promover a remineralização. Diversos estudos em animais, invitro e invivo, sugerem que o CPP-ACP prova ser um bom agente remineralizante. Além disso, também demonstrou abrandar a progressão da cárie dentária e promover a remineralização em vários estudos controlados e aleatórios.

Os CaseinoPhosphoPeptides inibem as lesões de cárie dentária influenciando o processo de desmineralização/remineralização do esmalte dentário. Os Casein PhosphoPeptides (CPP) activos são moléculas naturais que se ligam ao cálcio e aos fosfatos e, ao mesmo tempo, estabilizam o Fosfato de Cálcio Amorfo (ACP). Na boca, os iões de cálcio e fosfato são libertados do CPP à medida que o pH da placa diminui. Como resultado, é mantida uma sobre-saturação com minerais, o que reduz a desmineralização e aumenta a remineralização. Neeser et al1994 demonstraram uma restrição da aderência de Streptococcus mutans às esferas de hidroxiapatite revestidas com saliva através de derivados de caseína do leite. Foi também proposto que a adsorção de CPP-ACP no esmalte provoca um aumento da carga negativa líquida da superfície, influenciando assim as interações de longo alcance com os micróbios através do desenvolvimento de forças repulsivas. Além disso, considerou-se que o CPP-ACP modifica a adesão a longo prazo ao mascarar os receptores relacionados com os estreptococos nas moléculas salivares. Um estudo realizado por Schupbach et al demonstrou a propriedade anticariogénica do CPP-ACP na saliva e registou uma redução significativa da contagem microbiana total na saliva. Reynolds et al, em 1995, investigaram a anticariogenicidade da CPP-ACP e concluíram que o efeito anticariogénico aditivo obtido com a CPP-ACP mais flúor poderia estar relacionado com o facto de o flúor também ser incorporado no complexo CPP-ACP. Desta forma, o CPP poderia atuar como um sistema de distribuição eficiente não só para o fosfato de cálcio amorfo, mas também para o flúor.

Caracterização físico-química

Foram utilizadas muitas técnicas para investigar a ultra-estrutura das micelas de caseína. Embora os pormenores estruturais ainda estejam a ser elucidados, pensa-se que as micelas de caseína são partículas aproximadamente esféricas com um raio de 100 nm, dispersas numa fase contínua de água, sal, lactose e proteínas de soro de leite. O fosfato de cálcio isolado após a desproteinização exaustiva das micelas com hidrazina apresenta uma granularidade fina e uniforme ao microscópio eletrónico, sendo as partículas constituídas por pequenas subunidades de 2,5 nm de diâmetro. O fosfato de cálcio, presente como aglomerados iónicos de dimensão nanométrica, e as caseínas não estão ligados covalentemente; por conseguinte, a micela de caseína é conhecida como um coloide de associação. No entanto, as micelas de caseína são extremamente estáveis e podem suportar a ebulição, a liofilização e a adição de sal e etanol. Pensa-se que a extremidade C-terminal anfipática e glicosilada da caseína sobressai da superfície da micela, formando a chamada "camada peluda" que estabiliza estericamente os complexos. A literatura sobre as interações da caseína foi revista por Horne, tendo sido formulado um modelo da micela de caseína que explica muitas das propriedades físico-químicas da micela. O modelo envolve interações electrostáticas entre partículas de fosfato de cálcio coloidal e múltiplas moléculas de - e - caseína e interações hidrofóbicas entre as caseínas -, - e -, formando uma rede reticulada. A microscopia eletrónica das micelas de caseína forneceu provas de que as caseínas estão organizadas em estruturas tubulares no interior da micela.

As micelas de caseína servem de transportador de fosfato de cálcio, fornecendo ao recém-nascido uma fonte bio-disponível de iões de cálcio e fosfato para a formação de ossos e dentes. Foi postulado que a capacidade da caseína para formar complexos estáveis com fosfato de cálcio é intrínseca a um mecanismo geral para evitar a calcificação patológica e regular o fluxo de cálcio nos tecidos e fluidos biológicos que contêm concentrações elevadas de cálcio.

A capacidade das micelas de caseína para manter os iões cálcio e fosfato num estado solúvel e biodisponível é mantida pelos péptidos tripticos multifosforilados das caseínas, conhecidos como fosfopeptídeos de caseína (CPP)1 . Os principais CPP trípticos são -CN(1-25) (sequência 1 abaixo) e S1-CN(59-79) (sequência 2 abaixo) com quantidades menores de S2-CN(46-70) (sequência 3 abaixo) e S2-CN(1-21) (sequência 4 abaixo) (13, 14). Todos estes péptidos contêm o motivo da sequência de agrupamento Ser (P) 3- Glu2 com três fosfoserinas contíguas. Pensa-se que este motivo peptídico é fundamental para a ligação do cálcio e do fosfato de cálcio a estes péptidos (12). As sequências dos quatro principais fosfopeptídeos trípticos da caseína são apresentadas com o motivo sublinhado: Sequência 1 (-CN(1-25)), Arg1-Glu-Leu-Glu-Glu-Leu- Asn-Val-Pro- Gly-Glu-Ile-Val-Glu-Ser(P)-Leu-Ser(P)3 -Glu2 -Ser- Ile-Thr-Arg25; sequência 2 (-CN(59 - 79)), Gln59-Met-Glu-Ala- S1 Glu-Ser(P)-Ile-Ser(P)3-Glu2-Ile-Val-Pro-Asn-Ser(P)-Val-Glu- Gln- Lys79; sequência 3 (S2-CN(46 - 70)), Asn46-Ala-Asn-Glu-Glu-Glu- Tyr-Ser-Ile-Gly- Ser(P)3 -Glu2 -Ser(P)-Ala-Glu-Val-Ala-Thr-Glu- Glu-Val-Lys70; e sequência 4 (S2- CN(1-21)), Lys1-Asn-Thr- Met-Glu-His-Val-Ser(P)3 -Glu2 -Ser-Ile-Ile-Ser(P)-Gln-Glu-Thr- Tyr-Lys21.

Os fosfopeptídeos de caseína (CPP) estabilizam o fosfato de cálcio amorfo (ACP), localizam o ACP na placa dentária e são anticariogénicos em modelos animais e humanos de cárie in situ. Num estudo in vitro realizado por E.C. Reynolds em 1997, foi demonstrado que as soluções de fosfato de cálcio estabilizadas com CPP remineralizam lesões subsuperficiais no esmalte do terceiro molar humano. Foram utilizadas soluções para examinar o efeito da concentração de CPP-fosfato de cálcio na remineralização. Outras soluções foram utilizadas para examinar o efeito do aumento do pH, que diminuiu as concentrações de iões de cálcio e fosfato livres e aumentou o nível de ACP ligado ao CPP. Embora a maioria das soluções remineralizadoras estivesse supersaturada no que respeita às fases amorfa e cristalina do fosfato de cálcio, as soluções foram estabilizadas pelo CPP de tal forma que não ocorreu a precipitação espontânea do fosfato de cálcio. Após um período de remineralização de dez dias, as lesões de esmalte foram seccionadas, submetidas a microradiografia e o conteúdo mineral determinado por micro densitometria. Todas as soluções depositaram mineral nos corpos das lesões, com a solução de CPP-fosfato de cálcio a 1,0% (pH 7,0) a repor 63,9 ± 20,1% do mineral perdido a uma taxa média de 3,9 ± 0,8 x 10^{-8} mol hidroxiapatite/m^2 /s. A capacidade de remineralização foi maior para as soluções com os níveis mais elevados de iões de cálcio e fosfato livres estabilizados por CPP. A remineralização não foi significativamente correlacionada com o ACP ligado ao CPP ou com os graus de saturação da hidroxiapatite, do fosfato octacálcico ou do ACP. No entanto, a remineralização foi significativamente correlacionada com o grau de saturação do fosfato dicálcico di-hidratado ($CaHPO_4.2H_2$ O), mas isto foi atribuído à correlação significativa da remineralização com os gradientes de atividade da solução para a lesão de alguns iões de fosfato de cálcio e pares de iões, em particular o par de iões neutros $CaHPO_4^0$. Os CPP, ao estabilizarem o fosfato de cálcio em solução, mantêm elevados gradientes de concentração de iões e pares de iões de cálcio e fosfato na lesão subsuperficial, afectando assim elevadas taxas de remineralização do esmalte.

Pronamel

Para ajudar a combater o desgaste dentário e a erosão ácida, introduziu o Pronamel™, um dentífrico com múltiplos benefícios, concebido para ajudar a endurecer o esmalte dentário amolecido e proteger contra a sensibilidade. Pronamel foi formulado para ter um pH neutro e ser minimamente abrasivo, ao mesmo tempo que proporciona uma elevada disponibilidade de flúor, proteção contra as cáries e um hálito fresco.

A fórmula de Pronamel inclui flúor altamente disponível em comparação com outras pastas de dentes de uso diário. As evidências sugerem que o flúor é eficaz na limitação da progressão da erosão e da abrasão, e pode endurecer a superfície do dente, tornando-a mais resistente ao ataque ácido.

O Pronamel contém 5% de nitrato de potássio (KNO) para ajudar os pacientes que possam estar a sofrer de dores de hipersensibilidade da dentina devido ao desgaste dos dentes. Além disso, Pronamel tem um pH neutro de 7,1 (7,4 quando diluído 1:3 com saliva), o que ajuda a proteger contra a desmineralização do esmalte ou da dentina. Também utiliza um detergente suave, a cocamidopropil betaína, para proporcionar uma limpeza suave.

INGREDIENTES

Nitrato de potássio 50mg em 1g

Fluoreto de sódio 1,5mg em 1g

Ingredientes activos

Nitrato de potássio 5%

Fluoreto de sódio 0,25% (0,15% p/v de ião fluoreto)

Objetivo

Anti-hipersensibilidade

Anti-cavidade

Utilizações

- Aumenta a proteção contra a sensibilidade dolorosa dos dentes ao frio, calor, ácidos, doces ou contacto.

- Contribui para a prevenção das cáries dentárias.

- Reforça e endurece o esmalte.

- Protege contra os efeitos da erosão ácida

- Refresca o hálito

Ingredientes inactivos

água, sílica hidratada, sorbitol, glicerina, PEG-8, aroma, cocamidopropil betaína, dióxido de titânio, goma xantana, sacarina sódica, hidróxido de sódio.

Direcções

Adultos e crianças a partir dos 12 anos de idade

Aplicar pelo menos uma tira de 1 polegada do produto numa escova de dentes de cerdas macias. Escovar bem os dentes durante pelo menos 1 minuto, duas vezes por dia (de manhã e à noite), e não mais de 3 vezes por dia, ou conforme recomendado por um dentista ou médico. Certifique-se de que escova todas as zonas sensíveis dos dentes. Minimizar a deglutição. Cuspir após a escovagem.

Mecanismo de ação

O nitrato de potássio tem um mecanismo de ação completamente diferente do do flúor. O nitrato de potássio penetra no esmalte e na dentina para chegar à polpa e cria um efeito calmante no nervo ao afetar a transmissão dos impulsos nervosos. Depois de o nervo despolarizar na resposta ao estímulo da dor, não consegue repolarizar, pelo que a excitabilidade do nervo é reduzida. O nitrato de potássio tem um efeito quase anestésico no nervo.

O KNO_3 dessensibiliza, não por oclusão dos túbulos, mas por redução da sensibilidade dos nervos mecanorreceptores às mudanças de fluido produzidas por estímulos normalmente dolorosos. Os estímulos continuariam a causar deslocamentos hidrodinâmicos do fluido, mas os nervos não disparariam porque estariam em excitação.

Fosfato Tri-Cálcico [Clinpro Tooth Crème]

Embora os agentes remineralizantes existentes apresentem resultados promissores, a falha comum destes agentes remineralizantes é a reatividade prematura do flúor e do cálcio biodisponíveis, que rapidamente formam fluoreto de cálcio antes de atingirem a superfície dentária. Afecta a eficácia terapêutica se forem introduzidos juntos num enxaguamento aquoso ou num dentífrico antes de atingirem a dentição. O fosfato tricálcico é um novo agente remineralizante obtido através da mistura de β-fosfato tricálcico (β-TCP) com compostos orgânicos e/ou inorgânicos, tais como ácidos carboxílicos e tensioactivos, sendo o produto resultante designado por fosfato tricálcico funcionalizado (fTCP). O objetivo de iniciar esta funcionalização do β-TCP com moléculas orgânicas e/ou inorgânicas é criar uma barreira para travar a interação prematura do fluoreto de cálcio. Actua em duas vertentes: em primeiro lugar, cria barreiras que impedem interações prematuras flúor-cálcio e, em segundo lugar, facilita a administração direcionada quando aplicada aos dentes através de preparações dentárias comuns (por exemplo, dentífrico, elixir bucal, etc.).

Preparação

O fosfato tricálcico é produzido comercialmente através do tratamento da hidroxiapatite com ácido fosfórico e cal apagada.

Não pode ser precipitado diretamente a partir de uma solução aquosa. Normalmente, são utilizadas reacções de dupla decomposição, envolvendo um fosfato solúvel e sais de cálcio, por exemplo, $(NH_4)_2HPO_4 + Ca(NO_3)_2$. Estas reacções são realizadas em condições de pH cuidadosamente controladas. O precipitado será "fosfato tricálcico amorfo", ATCP, ou hidroxiapatite deficiente em cálcio, CDHA, $Ca_9(HPO_4)(PO_4)_5(OH)$, (nota: CDHA é por vezes designado trifosfato de cálcio apatico). Geralmente, forma-se fosfato tricálcico beta - β-$Ca_3(PO_4)_2$, sendo necessárias temperaturas mais elevadas para produzir fosfato tricálcico alfa - α- $Ca_3(PO_4)_2$

Estrutura

O fosfato tricálcico tem três polimorfos reconhecidos, a forma β- romboédrica e duas formas de alta temperatura, a α- monoclínica e a α'- hexagonal. O fosfato β-tricálcico tem uma densidade cristalográfica de 3,066 g cm^{-3} enquanto as formas de alta temperatura são menos densas, o fosfato α-tricálcico tem uma densidade de 2,866 g cm^{-3} e o fosfato α'-tricálcico tem uma densidade de 2,702 g cm^{-3} . Todas as formas têm estruturas complexas que consistem em centros de fosfato tetraédricos ligados através de oxigénio aos iões de cálcio. As formas de alta temperatura têm cada uma dois tipos de colunas, uma contendo apenas iões de cálcio e a outra contendo cálcio e fosfato.

Existem diferenças nas propriedades químicas e biológicas entre as formas beta e alfa, sendo a forma alfa mais solúvel e biodegradável. Ambas as formas estão disponíveis comercialmente e estão presentes em formulações utilizadas em aplicações médicas e dentárias.

Mecanismo de ação do Fosfato Tri-Cálcico

O TCP entra em contacto com a superfície do dente e é humedecido pela saliva

Quebra da barreira protetora

Libertação de iões de cálcio, fosfato e fluoreto

O flúor e o cálcio reagem com o esmalte enfraquecido para melhorar a remineralização

Aplicação clínica

1. Funcionalização do β-TCP com lauril sulfato de sódio (SLS) com o objetivo de melhorar a remineralização de lesões de manchas brancas com preparações de flúor à base de água.

2. Funcionalização do β-TCP com ácido fumárico para elevada estabilidade térmica, dissolução relativamente lenta e forte tendência para a quelação de cálcio.

3. O β-TCP é preparado com sílica para benefícios anti-erosão. É formulado a partir de um enxaguamento ou dentífrico à base de água que pode proporcionar oportunidades de ligação com defeitos de tecidos duros em condições ácidas e ureia, que pode permear através do esmalte sem atacar o material orgânico interprismático que pode encorajar uma maior absorção de cálcio, fosfato e flúor em lesões erosivas.

4. O TCP proporcionou uma remineralização superficial e sub-superficial superior em comparação com 5000 ppm de fluoreto e CPP-ACP

Produtos disponíveis com TCP

1. Clinpro™ Tooth Creme

2. Clinpro™ Verniz branco

Ensaios clínicos ou estudos relacionados com Produtos de Fosfato Tri-Cálcico

1. Mensinkai PK et al [2012] efectuaram um estudo cruzado in situ para testar a capacidade de 3 dentífricos com NaF contendo sílica para remineralizar lesões de manchas brancas. Os resultados mostraram que a combinação de 500 ppm de F mais fTCP produziu uma maior remineralização em relação ao dentífrico de controlo de 500 ppm de F e sugerem que esta combinação pode proporcionar benefícios anti-cárie comparáveis aos de um dentífrico de 1.100 ppm de F clinicamente comprovado

2. Amaechi BT [2012] investigou a eficácia do TCP funcionalizado e concluiu que 5.000 ppm de F mais fTCP proporcionaram benefícios de remineralização significativamente maiores em relação aos grupos de controlo com placebo e 5.000 ppm de F após 28 dias

Novamin Agente remineralizante

Descrição do agente:

O NovaMin é um componente bem conhecido do vidro bioativo que consiste num material de fosfosilicato de cálcio e sódio (24,5% CaO, 24,5% Na2O, 6,0% P2O5 e 45% SiO2) com um tamanho médio inferior a 20 microns. O Novamin (fosfosilicato de cálcio e sódio) contendo SHY-NM (Group Pharmaceuticals) foi desenvolvido primitivamente como um material regenerador de osso para colocação de implantes. Devido à sua natureza altamente biocompactável e ao seu papel eficaz na remineralização da estrutura dentária, foi adaptado para utilização em produtos de higiene oral (NovaMin®, NovaMin Technology Inc.). Esta tecnologia NovaMinTM baseada em fosfosilicato de cálcio e sódio tem a propriedade de libertar iões de cálcio e fosfato intra-oralmente que ajudam no processo de auto-reparação dos dentes através do processo de remineralização.

Mecanismo de ação do vidro bioativo como agente remineralizante

Novamin Agente remineralizante

↓ Entra em contacto com a saliva ou qualquer meio aquoso

Aumenta o pH da saliva devido à libertação de iões de sódio (segundos após a exposição)

↓

Reage com a saliva e liberta silicato de cálcio, sódio e fósforo (ingredientes activos) para formar

partículas de NovaMin e uma camada de fosfato de cálcio (Ca-P)

↓ Continua a reação destas partículas de vidro

Cristaliza esta camada de fosfato de cálcio numa apatite de hidroxilo de cálcio

Esta reação contínua das partículas forma uma apatite de hidroxilo de cálcio, também conhecida como apatite de carbonato de hidroxilo, um mineral química e biologicamente semelhante aos minerais naturais dos dentes.

Mechanism of Action of Novamin as a Remineralizing Agent

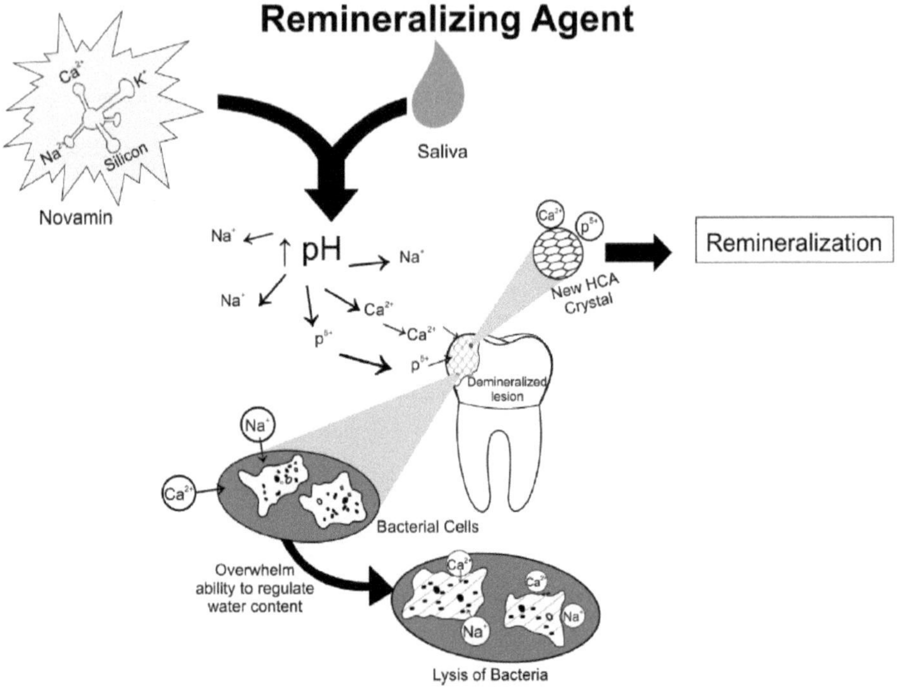

Mechanism of Action of Novamin in Dentinal Hypersensitivity

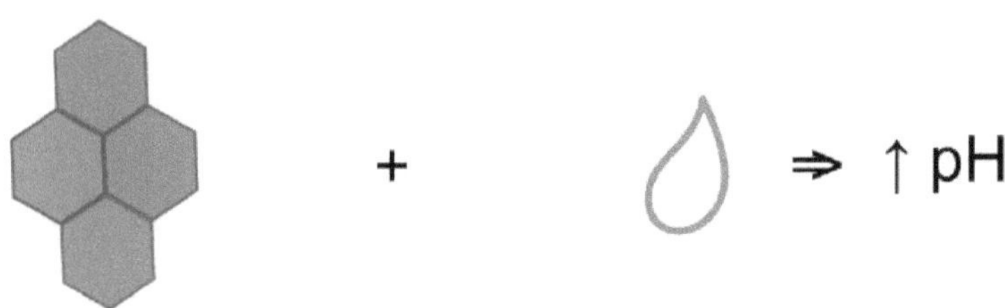

Novamin reacts with saliva, thereby increases the pH due to exchange of Na$^+$ ions by H$^+$ ions

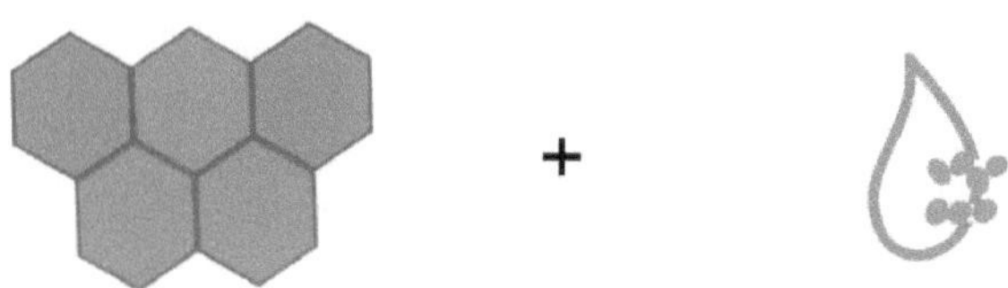

Calcium and phosphate precipitate as Calcium phosphate

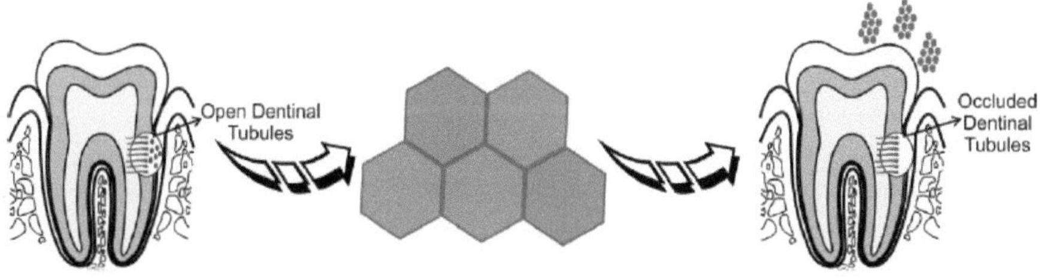

Calcium phosphate crystallizes as new hydroxyapatite like layer over the exposed dentin and dentinal tubules

Aplicação clínica do NovaMin

1. Promove a remineralização do esmalte através da formação de apatite hidroxicarbonatada

2. Aliviar a hipersensibilidade dentinária através da obliteração completa dos orifícios tubulares pela formação de apatite hidroxicarbonatada

3. NovaMin também tem uma ação anti-bacteriana através da libertação de sódio e cálcio e também ajuda no equilíbrio líquido bacteriano

NovaMin Dentrifices disponíveis no mercado

- Sensodyne Repara e Protege

- Escudo DenShield

Clinical Trials and Studies related to Novamin Remieralizing agents

Likowski et al (2010) sugeriram que os dentífricos com 2,5% e 7,0% p/p de bioglass® reduzem significativamente a dor e a sensibilidade do paciente.

Sharma N et al (2010) compararam o dentífrico contendo NovaMin com fluoreto estanoso a 0,4% e nitrato de potássio e salientaram que o dentífrico contendo NovaMin reduziu significativamente a sensibilidade do que os outros dois agentes.

Burwell A et al. (2010) investigaram os efeitos do NovaMin na obliteração efectiva dos túbulos dentinários e na constituição de uma camada de apatite de hidroxicarbonato biologicamente mais estável na superfície da dentina.

Pradeep AR et al (2010) compararam o dentífrico contendo NovaMin e nitrato de potássio a 5% e afirmaram que o NovaMin tinha uma grande eficácia na oclusão dos túbulos dentinários e no alívio rápido da hipersensibilidade dentinária em comparação com o nitrato de potássio a 5%.

Vahid Golpayegani M et al avaliaram o efeito de remineralização do Novamin e do Fluoreto de Sódio em lesões semelhantes a cáries e provaram que o NovaMin tem uma maior intensidade de remineralização em comparação com os dentífricos contendo fluoreto.

Remin Pro Agente remineralizante

Remin Pro® (VOCO GmbH) é um creme à base de água que contém hidroxiapatite, flúor e xilitol. Remin Pro® proporciona alívio da hipersensibilidade dentinária e promove a remineralização da subsuperfície do esmalte. Remin Pro® contém 1450 ppm de flúor que promove a remineralização ao preencher áreas porosas, formando uma armadura protetora na superfície do dente e impedindo assim a adesão da placa bacteriana à superfície do dente.

Mecanismo de ação

Remin Pro combina três componentes para uma proteção eficaz contra a desmineralização e a erosão: hidroxiapatite, flúor e xilitol.

Hidroxiapatite - preenche lesões superficiais do esmalte

Flúor - os túbulos dentinários abertos são selados

Xilitol - efeito bacteriostático do xilitol

Aplicação clínica do Remin Pro Agente remineralizante

1. Remin Pro® ajuda a neutralizar as placas bacterianas ácidas e cria um equilíbrio no conteúdo da flora oral

2. O conteúdo de hidroxiapatite promove a remineralização da lesão superficial do esmalte e Floride obstrui os túbulos dentinários abertos

3. Remin Pro forte contém óleos essenciais de gengibre (Zingiber officinale) e curcuma (Curcuma xanthorrhiza). Estes extractos têm um efeito antibacteriano e anti-inflamatório.

4. A combinação de flúor, hidroxiapatite e xilitol restaura o equilíbrio mineral nos dentes branqueados devido à exposição ácida.

Produtos Remin Pro disponíveis no mercado

Remin Pro® (VOCO America Inc)

Remin Pro® Forte (VOCO GmbH)

Estudos relacionados com os produtos Remin Pro

1. Kamath U et al [2013] investigaram o efeito do Remin Pro® no esmalte branqueado e provaram que o Remin Pro aumentou a microdureza da superfície do esmalte branqueado.

2. Um estudo Invitro efectuado por <u>Heshmat</u> H et al [2016] avaliou o efeito de Remin Pro e MI Paste plus na dureza do esmalte branqueado e em comparação com a saliva natural. O autor salientou que a exposição do esmalte branqueado a MI Paste Plus, Remin Pro ou saliva natural aumenta a dureza em igual quantidade.

3. Ebrahimi M et al [2017] compararam os efeitos de Remin Pro, MI Paste plus e 2% de fluoreto de sódio na regressão de lesões de manchas brancas em crianças e concluíram que Remin Pro e MI Paste plus reduziram significativamente a lesão de manchas brancas, à semelhança do fluoreto de sódio, mas não houve diferença significativa entre os 3 agentes remineralizadores na redução da lesão de manchas brancas.

Capítulo 7

Avanços recentes em agentes remineralizadores

BioMin Agente Remineralizante

BioMinF, uma nova pasta de dentes remineralizante desenvolvida pela Universidade Queen Mary, concebida para prevenir a cárie dentária e a sensibilidade. Liberta cálcio, fosfato e flúor, formando uma armadura de fluoroapatite que é mais resistente aos ácidos produzidos pelas bactérias.

O BioMinF não é apenas mais uma versão do bioglass, tem algumas vantagens importantes em relação à versão original da formulação NovaMin. O vidro tem um teor de fosfato mais elevado e um teor de sílica mais baixo com adição de fluoreto. Esta versão modificada infiltra o material para obstruir os túbulos dentinários do que as partículas NovaMin. Dissolve lentamente os iões de cálcio, fosfato e flúor e liberta-os durante um período de 8-12 horas para uma proteção duradoura.

Produto disponível no mercado:

BioMin™ F Pasta de dentes

BioMin™ C Toothpaste (sem flúor)

Fosfato dicálcico desidratado

A inclusão de fosfato dicálcico desidratado (DCPD) num dentífrico aumenta os níveis de iões de cálcio livres no fluido da placa bacteriana, e estes permanecem elevados até 12 horas após a escovagem, quando comparados com os dentífricos de sílica convencionais. O cálcio do DCPD foi incorporado no esmalte e detectado na placa 18 horas após a escovagem com um dentífrico DCPD que promove uma melhor remineralização dos dentes em combinação com flúor.

Suporte de carbonato de cálcio - SensiStat

A tecnologia SensiStat é composta por arginina, bicarbonato, um complexo de aminoácidos, e partículas de carbonato de cálcio, um abrasivo comum nas pastas de dentes. O complexo de arginina é responsável pela aderência das partículas de carbonato de cálcio à superfície da dentina ou do esmalte e permite que o carbonato de cálcio se dissolva lentamente e liberte cálcio que fica disponível para remineralizar a superfície do dente. A tecnologia SensiStat foi desenvolvida pelo Dr. Israel Kleinberg de Nova Iorque. A tecnologia foi inicialmente incorporada na pasta profiláctica dessensibilizante Proclude da Ortek e, mais tarde, na Denclude.

Nano-hidroxiapatite

A nano-hidroxiapatite teve o potencial de remineralizar lesões iniciais de esmalte. Uma concentração de 10% de nanohidroxiapatite pode ser óptima para a remineralização de cáries iniciais do esmalte.

Capítulo 8

Cenário atual dos agentes remineralizadores e suas perspectivas futuras

No decurso da prática dentária atual, a intervenção mínima em medicina dentária ganhou um enorme fascínio. A prevenção e a intervenção precoce são o ponto central da Medicina Dentária de Intervenção Mínima (MID), com o objetivo fundamental de diminuir o desconforto do paciente e a perda de tecido, adoptando as opções de tratamento menos invasivas possíveis. A remineralização da lesão cariosa incipiente é o passo preliminar da DIM, apoiando a abordagem biológica da lesão cariosa precoce. Esta abordagem biológica utiliza agentes remineralizadores para conter o ciclo de desmineralização/ remineralização e promover a remineralização do esmalte e da dentina. A abordagem "minimamente invasiva" ao tratamento da cárie dentária incorpora a ciência dentária de detetar, diagnosticar, intercetar e tratar a cárie dentária ao nível microscópico. Esta abordagem ao tratamento da cárie dentária inclui muitas modalidades não cirúrgicas, bem como o conceito-chave de que a cárie dentária deve ser tratada como uma doença infecciosa.

A remineralização de lesões não cavitadas do esmalte e da dentina irá poupar a rotina de brocas e obturações. A saliva desempenha um papel fundamental na remineralização, pelo que é necessário avaliar a quantidade e a qualidade da saliva do doente. Há fortes evidências de que as lesões de "mancha branca" do esmalte e as lesões não cavitadas da dentina podem ser detidas ou revertidas. Por conseguinte, estas lesões devem ser tratadas inicialmente através de técnicas de remineralização.

Agentes remineralizadores do passado ao presente

O papel efetivo do agente remineralizante reside na deteção precoce da lesão incipiente e no tratamento da mesma. A gestão não invasiva de lesões de cárie precoces através da remineralização foi o trampolim e a bênção para a Medicina Dentária Moderna. O flúor é um agente bem conhecido desde há décadas que ajuda a promover a remineralização. A eficácia do flúor na prevenção da cárie dentária é incontestável. Os iões de flúor promovem a formação de fluorapatite no esmalte na presença de iões de cálcio e fosfato produzidos durante a desmineralização do esmalte pelos ácidos orgânicos das bactérias da placa bacteriana. Pensa-se agora que este é o principal mecanismo de ação do ião fluoreto na prevenção da desmineralização do esmalte. Os iões fluoreto também podem conduzir à remineralização do esmalte previamente desmineralizado se existirem iões cálcio e fosfato salivares ou da placa bacteriana em quantidade suficiente quando o fluoreto é aplicado. No entanto, por cada dois iões de flúor, são necessários 10 iões de cálcio e seis iões de fosfato para formar uma célula unitária de fluorapatite (Ca10(PO4)6F2). Assim, com a aplicação tópica de iões fluoreto, a disponibilidade de iões cálcio e fosfato pode ser o fator limitante para a ocorrência de uma remineralização líquida do esmalte, o que é altamente exacerbado em condições xerostómicas. No entanto, a utilização extensiva de fluoreto, principalmente sob a forma de dentífrico, tem contribuído para uma incidência crescente de fluorose dentária, particularmente em crianças em idade pré-escolar, devido à ingestão crónica destes produtos. Para além disso, a capacidade do flúor para promover a remineralização e inibir a formação de cáries no ambiente oral é limitada pela disponibilidade de cálcio e fosfato na saliva e, em última análise, no fluido da placa bacteriana; assim, em condições de disfunção salivar, a taxa de remineralização não é suficiente para impedir o processo de cárie, com a consequente cárie galopante. Os fluoretos são muito mais eficazes nas cáries de superfície lisa do que nas cáries de fossas e fissuras; em certas partes do mundo, tem sido sugerido que a exposição ao flúor deve ser limitada, mas é interessante notar que todo o processo de desmineralização e remineralização está limitado a apenas alguns milímetros de esmalte superficial. Estas limitações do flúor na remineralização levaram ao desenvolvimento de agentes remineralizadores não fluoretados.

A caseína é uma proteína do leite, nomeadamente uma fosfoproteína, e consiste predominantemente em complexos micelulares estabilizados com fosfato de cálcio. A caseína contém um grupo de péptidos, nomeadamente os fosfopeptidos de caseína (CPP), que comprovadamente estabilizam o cálcio e o fosfato. Os CPP que contêm a sequência ativa - Ser(P)-Ser(P)-Ser(P)-Glu-Glu- têm um potencial surpreendente para estabilizar o cálcio e o fosfato como nanoclusters de iões numa solução metaestável. A principal desvantagem do CPP é a baixa solubilidade dos fosfatos de cálcio e estes fosfatos de cálcio insolúveis não podem ser facilmente aplicados e não proporcionam um efeito localizado na superfície do dente. Para ultrapassar estas limitações, o fosfopeptídeo Caesin foi incorporado com fosfato de cálcio amorfo. O fosfato de cálcio amorfo (ACP) foi sugerido como um precursor na formação de hidroxiapatite (HA). O ACP apresenta uma solubilidade muito elevada e é rapidamente convertido em hidroxiapatite, o que o torna um agente mineralizador adequado. A principal vantagem do ACP é o facto de formar uma única fase sólida e a sua natureza biocompactável em tecidos duros e moles.

O CPP foi incorporado com o ACP, onde o CPP estabiliza o ACP. O ACP não estabilizado transforma-se rapidamente em fases cristalinas na boca e, ao fazê-lo, pode atuar para promover o cálculo dentário. Na presença de iões fluoreto, o ACP não estabilizado pode produzir fluorapatite. A formação de fluorapatite intra-oralmente sequestraria os iões de flúor disponíveis, reduzindo assim a sua capacidade de remineralizar o esmalte subsuperficial durante o desafio ácido. Concentrações elevadas de iões de cálcio e fosfato, juntamente com iões de flúor, na superfície do dente, ligando-se à película e à placa bacteriana. A tecnologia Recaldent foi desenvolvida pelo Prof. Eric Reynolds da Universidade de Melbourne. O complexo CPP-ACP foi patenteado pela Universidade de Melbourne, Victorian Dairy Industry Authority, Abbotsford e Bonlac Foods Limited, Austrália. É geralmente comercializado nos EUA como MI Paste e MI Paste Plus e, fora dos EUA, os produtos são comercializados como GC Tooth Mousse™ (Índia) e GC Tooth Mousse plus™ (Índia). O CPP-AC foi registado como Recaldent e foi lançado em gomas de mascar e produtos de confeitaria sem açúcar. Além disso, foi disponibilizado aos profissionais de medicina dentária um creme à base de água, sem açúcar, contendo RECALDENT™ (CPP-ACP) (GC Tooth Mousse/Prospec MI Paste). No entanto, os produtos CPP-ACP não contêm lactose, que é o hidrato de carbono do leite que pode causar perturbações gastrointestinais por vezes observadas com produtos à base de leite. Por conseguinte, apesar da sua origem láctea, não são observados sintomas gastrointestinais com o CPP-ACP. No entanto, os doentes com uma alergia conhecida à proteína do leite devem evitar produtos que contenham CPP-ACP porque serão alérgicos à proteína de caseína da qual o CPP-ACP é derivado.

Devido a esta limitação, foram desenvolvidos vários novos produtos remineralizantes, tais como a tecnologia ACP, vidros bioactivos e fosfato tricálcico, mas cada um deles tem as suas próprias vantagens e desvantagens. A tecnologia ACP tem uma vantagem, como o sistema de duas pastas para evitar a reação prévia do cálcio e do fosfato, mas um problema técnico inerente à tecnologia ACP é que o cálcio e o fosfato não são estabilizados, permitindo que os dois iões se combinem em precipitados insolúveis antes de entrarem em contacto com a saliva ou o esmalte.

Os vidros bioactivos, também designados popularmente por Novamin^{TM} , apresentam uma terapia remineralizante eficaz. Liberta rapidamente iões de sódio, cálcio e fósforo na saliva, que ficam disponíveis para a remineralização da superfície dentária. Mas não existem muitas evidências clínicas e científicas disponíveis para provar os seus benefícios clínicos. O fosfato tricálcico (Clinpro, Reminpro) liberta rapidamente sódio, cálcio e iões de fósforo na saliva. Um grande problema com estas utilizações do TCP é a formação de complexos cálcio-fosfato ou, se houver fluoretos presentes, a formação de fluoreto de cálcio, o que inibiria a remineralização ao reduzir os níveis de cálcio e fluoreto biodisponíveis. Por esta razão, os níveis de TCP têm de ser mantidos muito baixos, na ordem de menos de 1%. Em alternativa, o TCP pode ser combinado com uma cerâmica, como o dióxido de titânio, ou outros óxidos metálicos, para limitar a interação entre o cálcio e o fosfato e tornar o material mais estável em solução ou suspensão.

Perspectivas futuras

Como todos os agentes remineralizadores têm os seus próprios méritos e deméritos, a futura invenção deve explorar todas estas limitações. A futura descoberta deve abordar todas as vantagens e desvantagens dos agentes remineralizantes existentes. A nova invenção futura em agentes remineralizantes deve satisfazer todos os requisitos ideais, tais como, deve apresentar um esmalte resistente aos ácidos, deve ter cálcio e fosfato super saturados na saliva, deve ligar-se aderentemente à dentina, não deve reagir prematuramente, deve funcionar a um pH ácido na cavidade oral, deve penetrar na estrutura do dente e todos os outros requisitos possíveis.

Uma vez que o objetivo final é satisfazer todos estes requisitos, apenas a geração futura e a invenção excluem essa possibilidade. Mesmo que seja possível descobrir um material com estes requisitos, os estudos e ensaios clínicos devem fornecer provas para estabelecer **"O AGENTE REMINERALIZANTE"** com todos os pré-requisitos para utilização na prática clínica.

Referências:

• Toumba DC. Diagnóstico e prevenção da cárie dentária. In: Welbury R, Duggal MS, Hosey MT, editores. Paediatric Dentistry. 3ª ed. Reino Unido: Oxford Univ Press; 2005. p. 109.

• Featherstone JD. O continuum da cárie dentária - evidência de um processo dinâmico da doença. J Dent Res 2004;83 Spec No C:C39-42.

• Silverstone LM, Hicks MJ, Featherstone MJ. Factores dinâmicos que afectam a iniciação e progressão de lesões no esmalte dentário humano. II. Morfologia da superfície do esmalte saudável e lesões de cárie do esmalte. Quintessence Int 1988;19:773-85.

• Silverstone LM, Hicks MJ, Featherstone MJ. Factores dinâmicos que afectam a iniciação e progressão da lesão no esmalte dentário humano. Parte I. A natureza dinâmica da cárie do esmalte. Quintessence Int 1988;19:683-11.

• Larsen MJ. Eventos químicos durante a dissolução do dente. J Dent Res 1990;69(Spec No):575-80.

• Hicks J, Garcia-Godoy F, Flai C. Factores biológicos na cárie dentária: Papel da saliva e da placa dentária no processo dinâmico de desmineralização e remineralização (parte 1). J Clin Pediatr Dent 2003;28:47-52.

• Kidd EA, Fejerskov O. O que constitui a cárie dentária? Histopatologia do esmalte e dentina cariados relacionada com a ação de biofilmes cariogénicos. J Dent Res 2004;83(Spec No C):C35-8.

• Gorelick L, Geiger AM, Gwinnett AJ. Incidência de formação de manchas brancas após colagem e bandagem. Am J Orthod 1982;81:93-8.

• Murdoch-Kinch CA, McLean ME. Medicina dentária minimamente invasiva. JADA, 2003; 134:87-95

• Featherstone JDB. Cárie dentária: um processo de doença dinâmico. Aust Dent J 2008; 53: 286-91

• Gonzalez-Cabezas C. The chemistry of caries: remineralization and demineralization events with direct clinical relevance. Dent Clin North Am. 2010 ;54(3):469-78

• Kotsanos N, Darling AI. Influência da idade pós-supurativa do esmalte na sua suscetibilidade à cárie artificial. Caries Res 1991;25(4):241-50.

• Margolis HC, Zhang YP, van Houte J, et al. Effect of sucrose concentration on thecariogenic potential of pooled plaque fluid from caries-free and caries-positive individuals. Caries Res 1993;27(6):467-73.

• Burne RA. Estreptococos orais... Produtos do seu ambiente. J Dent Res 1998; 77: 445-52.

• Stenudd C, Nordlund A, Ryberg M, Johansson I, Kallestal C, Stromberg N. A associação da adesão bacteriana com a cárie dentária. J Dent Res 2005; 80:10

• Marsh PD. Microbiologic aspects of dental plaque and dental caries (Aspectos microbiológicos da placa bacteriana e da cárie dentária). Dental Clinics North America 1999; 43: 599-614,

• Rosan B, Lamont RJ. Formação da placa dentária. Microbes Infect 2000; 2: 1599-607

• Duckworth RM, Jones Y, Nicholson J, Jacobson APM, Chestnutt IG. Estudos sobre o flúor da placa bacteriana após a utilização de dentífricos contendo F. Adv Dent Res 1994; 8: 202-07

• Pearce E. Plaque minerals and dental caries (Minerais da placa bacteriana e cárie dentária). New Zealand Dent J 1998; 94: 12-5

• Wong L. Mineralização da placa bacteriana in vitro. New Zealand Dent J 1998; 94: 15-8.

• Bowden GH. Mutans streptococci, caries and chlorhexidine. J Canadian Dent Assoc 1996; 62: 700-07.

• Tanzer JM. Testes microbiológicos salivares e da placa bacteriana e tratamento da cárie dentária. J Dent Educ 1997; 61: 866-74.

• Mandel ID. Prevenção da cárie, estratégias actuais, novas direcções. JADA 1996; 127: 1477-88.

• Weatherell JA, Robinson C, Hallsworth AS. O conceito de resistência do esmalte - uma revisão crítica. In: Guggenheim B, editor. Cariology today. Basileia (Suíça): Karger; 1984. p. 223-30.

• Pearce EI, Coote GE, Larsen MJ. The distribution of fluoride in carious humanenamel. J Dent Res 1995;74(11):1775-82.

• Margolis HC, Moreno EC, Murphy BJ. Effect of low levels of fluoride in solution onenamel demineralization in vitro. J Dent Res 1986;65(1):23-9.

• Bjorndal L, Mjor IA. Biologia pulpar-dentinária em dentisteria restauradora. Parte 4: cárie dentária - caraterísticas das lesões e reacções pulpares. Quintessence Int 2001;32(9):717-36

• Ekstrand KR, Ricketts DN, Kidd EA. As lesões cariosas oclusais espalham-se lateralmente na junção esmalte-dentina? Um estudo histolopatológico. Clin Oral Investig1998;2(1):15-20.

• Pitts NB, Rimmer PA. Uma comparação in vivo do estado de cárie radiográfico e clínico diretamente avaliado das superfícies aproximadas posteriores em dentes decíduos e permanentes. Caries Res 1992;26(2):146-52.

• Higham S [página na Internet]. Processo de Cárie e Estratégias de Prevenção: Desmineralização/Remineralização. Disponível em: http://www.dentalcare.com/media/en-US/education/ce372/ce372.pdf. Acedido em 03 out 2017.

• Hara AT, Domenick T. Zero, DDS, MS. O Ambiente da Cárie: Saliva, película, dieta e estrutura do tecido duro Dent Clin N Am 2010; 4:455-67

• Zero DT. Processo de cárie dentária. Dent Clin N Am 1999; 43: 635-64.

• Backer Dirks O. Posteruptive changes in dental enamel. J Den Res 1966; 45: 503-11.

• Pot T, Groeneveld A, Purdell-Lewis DJ. A origem e o comportamento das lesões de manchas brancas. Neth Dent J 1977; 85: 6-18.

• Scannapieco FA. Interações saliva-bactéria na ecologia microbiana oral. Crit Rev Oral Biol Med 1994;5(3-4):203-48.

• Francis MD, Briner WW. O desenvolvimento e a regressão de áreas hipomineralizadas de molares de ratos. Arch Oral Biol 1966;11(3):349-54.

• LeGeros RZ. Fosfatos de cálcio nos processos de desmineralização/remineralização. J Clin Dent 10(Spec Iss): 65-73, 1999.

• Margolis HC, Zhang YP, Lee CY, Kent RL Jr, Moreno EC. Cinética da desmineralização do esmalte in vitro. J Dent Res 1999; 78: 1326-35.

• Robinson C, Shore RC, Brookes SJ, Stafford S, Wood SR, Kirkham J. A química da cárie do esmalte. Crit Rev Oral Biol 2000; 11: 481-95.

• Crabb HS. O esmalte externo poroso de pré-molares humanos não irrompidos. Caries Res 1976;10(1):1-7.

• Driessens FC, Heijligers HJ, Borggreven JM, et al. Maturação pós-supurativa do esmalte dentário estudada com a microssonda eletrónica. Caries Res 1985;19(5):390-5.

• Brudevold F, Steadman LT, Smith FA. Componentes inorgânicos e orgânicos da estrutura dentária. Ann N Y Acad Sci 1960;85:110-32.

• Kidd EA, Richards A, Thylstrup A, et al. A suscetibilidade do esmalte humano 'jovem' e 'velho' à cárie artificial in vitro. Caries Res 1984;18(3):226-30.

• Moreno EC, Varughese K, Hay DI. Efeito das proteínas salivares humanas na cinética de precipitação do fosfato de cálcio. Calcif Tissue Int 1979;28(1):7-16.

• Margolis HC, Moreno EC. Composição e potencial cariogénico do fluido da placa dentária. Crit Rev Oral Biol Med 1994;5(1):1-25.

• Hench LL, Andersson O. Vidros bioactivos. In: Hench LL, Wilson J, editores. Introduction to bioceramics. Singapura: World Scientific 1993; 4: 45-7.

• La Torre G, Greenspan DC. O papel da libertação iónica do Novamin (fosfocilicato de cálcio e sódio) na oclusão dos túbulos: um estudo exploratório invitro utilizando isótopos marcados radioactivamente. J Clin Dent. 2010;21(3):72-6.

• Burwell A, Jennings D, Muscle D, Greenspan DC. NovaMin e hipersensibilidade da dentina - evidência de eficácia in vitro. J Clin Dent. 2010;21(3):66-71.

- Cochrane NJ, Saranathan S, Cai F, Cross Kj, Reynolds EC. Remineralização da lesão subsuperficial do esmalte com solução estabilizada de fosfopeptídeo de caseína de cálcio, fosfato e flúor. Caries Res. 2008;42(2):88-97

- Reinhart TC, Killoy WJ, Love J, Overman PR, Sakumura JS. A eficácia de um gel dessensibilizante dentário aplicado pelo paciente. Um estudo piloto. J Clin Periodontol 1990;17:123-7.

- Ling TY, Gillam DG. A eficácia dos agentes dessensibilizantes para o tratamento da sensibilidade dentinária cervical (SDC) - uma revisão. J West Soc Periodontol Periodontal Abstr 1996;44:5-12.

- Andersson OH, Kangasniemi I. Formação de fosfato de cálcio na superfície de vidro bioativo in vitro. J Biomed Mater Res. 1991;25:1019-30.

- Litkowski L, Greenspan DC. Um estudo clínico do efeito do fosfocilicato de cálcio e sódio na hipersensibilidade da dentina - prova de princípio. J Clin Dent. 2010;21(3):77-81

- Burwell AK, Greenspan DC. Potencial de proteção do dentífrico contra a erosão do esmalte num modelo in vitro. Caries Res. 2007;41(4):268-334.

- Casals E, Boukpessi T, McQueen CM, Eversole SL, Faller RV. Ant caries potential of commercial dentifrices as determined by fluoridation and remineralization efficiency. J Contemp Dent Pract. 2007; 8(7):1-10.

- Cross KJ, Hug NL, Palamara JE, Perich JW, Reynolds EC. Caracterização físico-química de nanocomplexos de fosfopeptídeo de caseína-amorfos fosfato de cálcio. J Biol Chem. 2005 ;280(15):15362-9.

- Sharma N, Roy S, Kakar A, Greenspan DC, Scott R. Um estudo clínico que compara formulações orais contendo 7,5% de fosfosilicato de cálcio e sódio (NovaMin), 5% de nitrato de potássio e 0,4% de fluoreto estanoso para o tratamento da hipersensibilidade dentinária. J Clin Dent 2010;21:88-92.

- Pradeep AR, Sharma A. Comparação da eficácia clínica de um dentífrico contendo fosfosilicato de cálcio e sódio com um dentífrico contendo nitrato de potássio e com um placebo na hipersensibilidade dentinária: Um ensaio clínico aleatório. J Periodontol 2010;81:1167-73

• Vahid Golpayegani M, Sohrabi A, Biria M, Ansari G. Remineralization Effect of Topical NovaMin Versus Sodium Fluoride (1.1%) on Caries-Like Lesions in Permanent Teeth J Dent (Tehran). 2012;9(1):68-75.

• Benjamin S, Roshni, Pradhan S, Nainan TM. Selo que cura. World J Dent 2012;3:243-46.

• VOCO. Instruções de utilização do Remin Pro. 2010 Aug 1; Disponível em: http://www.voco.com/asia/products/products/Remin Pro/GI Remin Pro 16spr 0210.pdf. Acedido em outubro de 2017

• VOCO. Instruções de utilização do Remin Pro Forte brosura_ reminproforte.pdf http://www.dentaloutlet.ro/userfiles/39dd3864-ceac-4229-a253 a1835c540a3e/File/brosura reminproforte.pdf Acedido em outubro de 2017

• Kamath U, Sheth H, Mullur D, Soubhagya M. O efeito do Remin Pro® na dureza do esmalte branqueado: Um estudo in-vitro. Ind J Dent Res 2013; 24(6):690-93.

• Ebrahimi M , Mehrabkhani M , Ahrari F , Parisay I , Jahantigh M. Os efeitos de três agentes remineralizadores na regressão de lesões de manchas brancas em crianças: Um ensaio clínico aleatório, simples-cego, de duas semanas. J Clin Exp Dent. 2017;9(5):e641-8.

• Boskey AL: Fosfato de cálcio amorfo: a contenção do osso. J Dent Res 1997, 76:1433-1436.

• Tung MS, Eichmiller FC. Aplicação dentária de fosfatos de cálcio amorfos. J Clin Dent 1999; 10:1-6.

• Schemehorn BR, Orban JC, Wood GD et al. Remineralização por fluoreto reforçada com ingredientes de cálcio e fosfato. J Clin Dent. 1999;10(1 Spec No):13-6

• Tung MS, inventor, Fundação de Saúde da Associação Dentária Americana. Método e composição para mineralizar tecidos calcificados. Patente US 5037 639. 6 de agosto de 1991.

• Mundroff-Shrestha SA, Proskin HM, Winston AE, et al. Efeito cariostático de um dentrifício de flúor de duas partes em ratos. J Clin Dent 1999; 10;26-29.

- Grant LP, Thompson A, Tanser JM. Inibição de cáries em ratos por uma pasta de dentes remineralizante. J Clin DENT 1999; 10: 30-33.

- http://www.premusa.com/wp-content/uploads/2015/08/DiMarino_2015.pdf acedido em outubro de 2017

- Schemehorn BR, Wood GD, Winston AE. Redução da solubilidade do esmalte em laboratório e absorção de flúor do dentífrico Enamelon. J Clin Dent 1999;10: 9-12.

- Muñoz CA, Feller R, Haglund A, et al. Reforço do esmalte dentário por uma pasta dentífrica remineralizante após exposição a um refrigerante ácido. J Clin Dent. 1999;10(1 Spec. No.):17-21.

- Papas A, Russell D, Singh M, Kent R, Triol C, Winston A, Ensaio clínico de cárie de uma pasta dentífrica remineralizante em pacientes com radiação. Gerodontol. 2008;25(2):76-88.

- Kawska A, Brickmann J, Kniep R, Hochrein O, Zahn D. Um esquema de simulação atomística para modelar a formação de cristais a partir da solução. J Chem Phys. 2006;124:024513-024511-024513-024517.

- Vogel GL, Shim D, Schumacher GE, Carey CM, Chow LC, Takagi S. Salivary fluoride from fluoride dentifrices or rinses after use of a calcium pre-rinse or calcium dentifrice. Caries Res. 2006;40:449-54.

- White DJ. A sensibilidade comparativa dos modelos intra-orais, in vitro e animais na avaliação do "perfil" dos fluoretos tópicos. J Dent Res. 1992;71(Spec Iss):884.

- Karlinsey RL, Mackey AC, Walker ER, Frederick KE. Avaliação espectroscópica da sementeira de ß-TCP nativo, fresado e funcionalizado em lesões de esmalte dentário. J Mater Sci 2009; 44:5013-16

- Rodriguez-Hornedo N, Murphy D. Cristalização facilitada por surfactante de carbamazepina di-hidratada durante a dissolução do polimorfo anydrous. J Pharm Sci 2004; 93:44960

* Goldberg I, Peleg Y, Rokem JS. Citric, fumaric, and malic acids. Biotechnol Food Ingred 1991; 74:349-74

* Phan PV, Grzanna M, Chu J, Polotsky A, El-Ghannam A, Heerden DV, et al. O efeito de partículas de fosfato de cálcio contendo sílica em osteoblastos humanos in vitro. J Biomed Mater Res 2003; A67:1001-08

* Arends J, Jongebloed WL, Goldberg M, Schuthof J. Interação da ureia com o esmalte humano. Caries Res 1984; 18:17-24

* Karlinsey RL, Mackey AC, Walker ER, Amaechi BT, Karthikeyan R, Najibfard K. et al. Potencial de remineralização de dentifrícios com 5000 ppm de flúor avaliado num modelo de ciclo de pH. J Dent Oral Hyg 2010;2:1-6.

* Mensinkai PK, Ccahuana-Vasquez RA, Chedjieu I, Amaechi BT, Mackey AC, Walker TJ, et al. Remineralização in situ de lesões de esmalte de manchas brancas por 500 e 1.100 ppm F dentifrices. Clin Oral Investig 2012 Aug;16(4):1007-14

* Amaechi BT, Karthikeyan R, Mensinkai PK, Najibfard K. Remineralização in situ de um novo dentífrico com elevado teor de flúor. Gen Dent. 2012 Jul-Ago;60(4):e186-9

* Ingrediente inovador de pasta de dentes endurece os dentes enquanto dorme https://www.sciencedaily.com/releases/2016/04/160411092258.htm accessed oct 2017

* Chalmers JM. Medicina dentária de intervenção mínima: estratégias para o novo desafio da cárie nos nossos pacientes mais velhos. JCDA 2006;72:325-31.

* Mount GJ, Hume WR. Preservação e restauração da estrutura dentária. 2ª Edição. Queensland, Austrália: Knowledge Books and Software; 2005;61-82.

* Mizrahi E. Desmineralização do esmalte após tratamento ortodôntico. Am J Orthod1982;82:62-7.

* Ashley PF, Blinkhorn AS, Davies RM. Diagnóstico de cáries oclusais: Uma validação histológica in vitro do Monitor Eletrónico de Cáries (ECM) e de outros métodos. J Dent 1998;26:83-8.

• Arends J, Christoff ersen J. A natureza das lesões precoces de cárie em esmalte. J Dent Res 1986;65:2-11.

• Wenzel A, Verdonschot EH, Truin GJ, König KG. Precisão da inspeção visual, transiluminação ótica e várias modalidades de imagens radiográficas para a deteção de cáries oclusais em dentes extraídos não cavitados. J Dent Res 1992;71:1934-7.

• Ferreira RI, Haiter-Neto F, Tabchoury CP, de Paiva GA, Boscolo FN. Avaliação da desmineralização do esmalte por meio de radiografia convencional, digital e digitalizada. Braz Oral Res 2006;20:114-9

• Hinje H, Wenzel A, Jones C. Comparação in vitro da radiografia de filme de velocidade D e E, RVG, e radiografia digital visualix para a deteção de lesões de cárie em esmalte oclusal aproximado e dentinário. Caries Res 1994;28:363-7.

• Yassin OM. Estudos in vitro do efeito de um explorador dentário na formação de uma lesão cariosa artificial. ASDC J Dent Child 1995;62:111-7.

• Pretty IA. Deteção e diagnóstico de cáries: Novas tecnologias. J Dent 2006;34:727- 39.

• Yang J, Dutra V. Utilidade da radiologia, fluorescência laser e transiluminação. Dent Clin North Am 2005;49:739-52, vi.

• Feng Y, Yin W, Hu D, Zhang YP, Ellwood RP, PreJ y IA. Avaliação da autofluorescência para detetar as capacidades de remineralização dos dentífricos com fluoreto de sódio, monofluorofosfato e sem fluoreto. Um ensaio aleatório de grupo simples-cego. Caries Res 2007;41:358-64.

• Rousseau C, Poland S, Girkin JM, Hall AF, Whitters CJ. Desenvolvimento de microscopia confocal fi bre-ótica para deteção e diagnóstico de cáries dentárias. Caries Res 2007;41:245-51.

• Ko AC, Choo-Smith LP, Hewko M, Leonardi L, Sowa MG, Dong CC, et al. Deteção e caraterização ex vivo de cáries dentárias precoces por tomografia de coerência ótica e espetroscopia Raman. J Biomed Opt2005;10:031118.

• Jones RS, Darling CL, Featherstone JD, Fried D. Remineralização de cáries dentárias in vitro avaliada com tomografia de coerência ótica sensível à polarização. J Biomed Opt2006;11:014016.

• Schneiderman A, Elbaum M, Shultz T, Keem S, Greenebaum M, Driller J. Avaliação da cárie dentária com Digital Imaging Fiber-Optic TransIllumination (DIFOTI): Estudo in vitro. Caries Res 1997;31:103-10.

• Jeon RJ, Matvienko A, Mandelis A, Abrams SH, Amaechi BT, Kulkarni G. Deteção de lesões desmineralizadas interproximais em dentes humanos in vitro utilizando radiometria fototérmica de infravermelhos no domínio da frequência e luminescência modulada. J Biomed Opt2007;12:034028.

• AnJonen V, Seppa L, Hausen H. Estudo clínico da utilização do dispositivo de fluorescência laser DIAGNOdent para a deteção de cáries oclusais em crianças. Caries Res 2003;37:17-23.

• Young DA, Featherstone JD. Iluminação trans-ótica da câmara de imagem digital, filme radiográfico de velocidade F e profundidade das lesões proximais. J Am Dent Assoc2005;136:1682-7.

• Gimenez T, Braga MM, Raggio DP, Deery C, RickeJ s DN, Mendes FM. Métodos baseados em fluorescência para deteção de lesões de cárie: Revisão sistemática, meta-análise e fontes de heterogeneidade. PLoS One 2013;8:e60421.

• Gomez J, Tellez M, Pretty IA, Ellwood RP, Ismail AI. Métodos de deteção de lesões cariosas não cavitadas: Uma revisão sistemática. Community Dent Oral Epidemiol2013;41:54-66.

• Twetman S, Axelsson S, Dahlen G, Espelid I, Mejare I, Norlund A, et al. Métodos adjuvantes para a deteção de cáries: Uma revisão sistemática da literatura. Acta OdontolScand2013;71:388-97

• Abou Neel EA, Aljabo A, Strange A, Ibrahim S, Coathup M, Young AM et al. Dinâmica de desmineralização-remineralização em dentes e ossos. Int J Nanomedicine. 2016 Sep 19;11:4743-4763.

• Nanci A. Ten Cate's Oral Histology: Development, Structure, and Function (Desenvolvimento, estrutura e função). Maryland Heights, MO: Mosby; 2008.

• Scaramucci T, Carvalho JC, Hara AT, Zero DT. Causas da Erosão Dentária: Fatores extrínsecos.

Berlin: Springer International Publishing; 2015 69-96.

• Cury JA, Tenuta LM. Remineralização do esmalte: controle da doença cárie ou tratamento de lesões precoces de cárie? Braz Oral Res. 2009;23 Suppl 1:23-30.

• ten Cate JM, Larsen MJ, Pearce EIF, Fejerskov O. Interações químicas entre o dente e os fluidos orais. In: Fejerskov O, Kidd E (ed). Cárie dentária - A doença e a sua gestão clínica. 2.ª ed. Oxford: Blackwell Munksgaard; 2008. cap. 12.

• Rainey JT. Abrasão a ar: um padrão emergente de cuidados em medicina dentária operatória conservadora. Dent Clin North Am 2002;46(2):185-209.

• Tyas MJ, Anusavice K J, Frencken J E, Mount G J. Minimal Intervention Dentistry - A Review (Dentisteria de Intervenção Mínima - Uma Revisão). Projeto da Comissão FDI 1-97. *Int Dent J2000*; 50: 1-12.

• ten Cate JM. Conceitos actuais sobre as teorias do mecanismo de ação do flúor. Ata Odontol Scand 1999;57:325-329.

• Lynch RJ, Navada R, Walia R. Low-levels of fluoride in plaque and saliva and their effects on the demineralisation and remineralisation of enamel; role of fluoride toothpastes. Int Dent J 2004;54(5 Suppl):304-309.

• Azarpazhooh A, Limeback H. Eficácia clínica dos derivados da caseína: uma revisão sistemática da literatura. J Am Dent Assoc 2008;139:915-924.

• Brown WE, Chow LC. Um novo cimento de fosfato de cálcio de secagem em água. Em: Brown PW, ed. Cements Research Progress 1986. Westerville, Ohio: Sociedade Americana de Cerâmica, 1987:352-379.

• Reynolds EC. Fosfopeptídeo de caseína - fosfato de cálcio amorfo: a evidência científica. Adv Dent Res 2009;21:25-29.

• Walsh LJ. Preventive Dentistry for the general dental practitioner. Aust Dent J. 2000 Jun;45(2):76-82.

• Karlinsey RL. Patente provisória dos EUA 20070178220. Materiais e métodos de fabrico de fosfato tricálcico amorfo e ligas de óxido metálico de fosfato tricálcico amorfo e métodos de utilização dos mesmos

* Karlinsey RL, Mackey AC. Preparação em estado sólido e aplicação dentária de um fosfato de cálcio organicamente modificado. J Material Sci 2009; 44(1):346-49

* Zhao J, Liu Y, Wei-bin S, Zhang H. Fosfato de cálcio amorfo e sua aplicação em odontologia Chem Cent J. 2011; 5: 40.

* Yashima M,Sakai A, Kamiyama T, Hoshikawa A. Crystal structure analysis of betatricalcium phosphate Ca_3 $(PO)_{42}$ by neutron powder diffraction J Solid State Chem 2003:175:272-277.

* Shen P, Cai F, Nowicki A, Vincent J, Reynolds E. C. Remineralização de lesões subsuperficiais do esmalte por pastilha elástica sem açúcar contendo fosfopeptídeo fosfato de cálcio amorfo. J Dent Res 2001:80;2066-70.

* Sato R, Noguchi T, Naito H. Casein phosphopeptide (CPP) enhances calcium absorption from the ligated segment of rat small intestine. J. Nutr. Sci. Vitaminol 1986:32;67-76.

* Rakesh Mittal, Nikhil Relhan, Tanya Tangri. Agentes Remineralizadores: Uma revisão abrangente. Int J Clin Prev Dent 2017;13(1):1-4.

* Dheeraj D. Kalra, Rinku D. Kalra, Prajna V. Kini, C. R. Allama Prabhu. Nonfluoride Remineralization: An Evidence-Based Review of Contemporary Technologies (Uma revisão baseada em evidências das tecnologias contemporâneas). J Dent Allied Sci Jan-Jun 2014:3;1

* Reynolds E C. Complexos anticariogénicos de fosfato de cálcio amorfo estabilizado por fosfopeptídeos de caseína: uma revisão. Spec Care Dentist 1998;18(1):8-16.

* Reynolds EC. Remineralização de Lesões Subsuperficiais do Esmalte por Soluções de Fosfato de Cálcio estabilizadas com Fosfopéptido de Caseína. J Dent Res 1997; 76(9): 1587-1595

* Schupbach P, Neeser JR, Golliard M, Rouvet M, Guggenheim B. Incorporação de Caseinoglycomacropeptide e Caseinophosphopeptide na SalivaryPellicle Inhibits Adherence of Mutans Streptococci. J Dent Res 1996; 75(10): 1779-1788

- Klaus Schrodter, Gerhard Bettermann, Thomas Staffel, Friedrich Wahl, Thomas Klein,Thomas Hofmann (2008). Ácido fosfórico e fosfatos. Enciclopédia de Química Industrial de Ullmann. Weinheim: Wiley-VCH.

- R.G.Carrodeguas. a-Fosfato de a-Tricálcio: Síntese, propriedades e aplicações biomédicas. Ata Biomat 7;10: 2011 3536-46.

- Yashima M, Sakai A, Kamiyama T, Hoshikawa A. "Crystal structure analysis of betatricalcium phosphate $Ca_3 (PO)_{42}$ by neutron powder diffraction". J Solid State Chemis. **175**: 272-277.

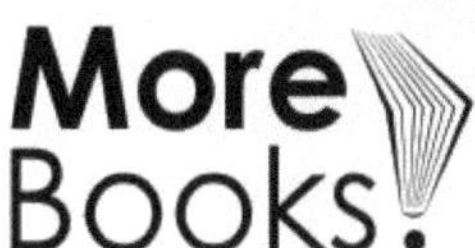

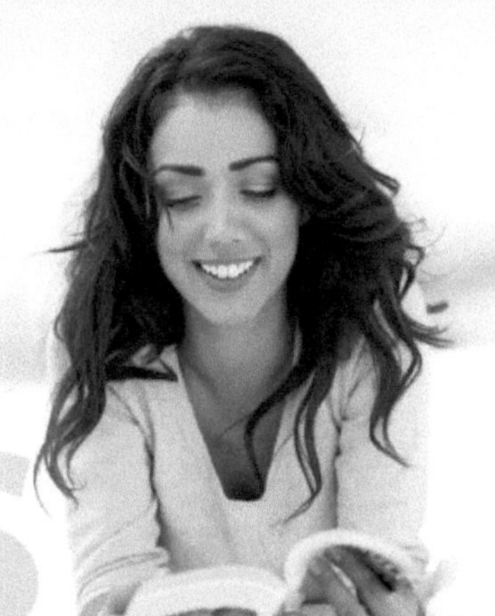

yes

I want morebooks!

Buy your books fast and straightforward online - at one of world's fastest growing online book stores! Environmentally sound due to Print-on-Demand technologies.

Buy your books online at
www.morebooks.shop

Compre os seus livros mais rápido e diretamente na internet, em uma das livrarias on-line com o maior crescimento no mundo! Produção que protege o meio ambiente através das tecnologias de impressão sob demanda.

Compre os seus livros on-line em
www.morebooks.shop

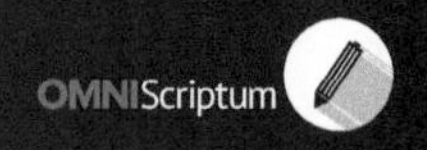

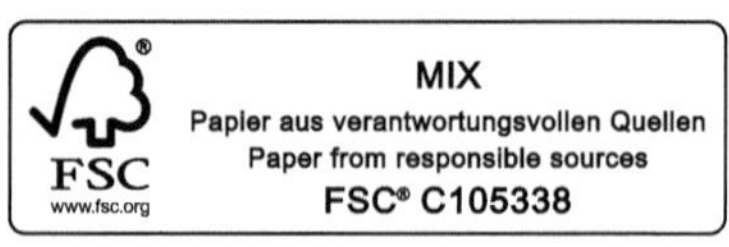

Printed by Books on Demand GmbH, Norderstedt / Germany